혈관이 수명을 결정짓는다

KEKKAN GA ANATA NO JUMYO WO KIMETEIRU.
by TAKAHASHI Hiroshi
Copyright © 2014 TAKAHASHI Hiroshi
All rights reserved.
Originally published in Japan by DAIWA SHOBO PUBLISHING CO., Tokyo.
Korean translation rights arranged with DAIWA SHOBO PUBLISHING CO.,
Japan through THE SAKAI AGENCY and EntersKorea Co., Ltd..

이 책의 한국어판 저작권은 (주)엔터스코리아를 통해
저작권자와 독점 계약한 다산출판사에 있습니다.
저작권법에 의하여 한국 내에서 보호를 받는 저작물이므로
무단전재와 무단복제를 금합니다.

혈관이 수명을 결정짓는다

다카하시 히로시(高橋 弘) 저 · 이진원 역

다산출판사

서 론

인간은 혈관부터 늙고, 혈관부터 젊어진다

햇빛에 비추거나 밝은 조명 아래서 손바닥을 자세히 관찰하면 피가 흐르는 혈관을 찾아볼 수 있다. 그리고 심장의 고동이 혈관에 전해지면 '맥'으로 느낄 수 있다.

우리는 정말로 심각한 사태가 일어날 때까지 자신의 혈관에 대해 생각해 보거나 걱정하는 일이 거의 없다. 하지만 그 혈관 자체가 우리 인간의 건강과 수명을 좌우하고 있으며 나아가서는 얼마나 보람된 인생을 살 수 있을지를 결정짓는다.

혈관의 전체 길이는 지구를 두 바퀴 반이나 돌 수 있는 약 10만km에 이르며 온몸에 미치지 않는 곳 없이 구석구석까지 뻗어 있다. 필자의 전문 중 하나인 간을 '침묵의 장기'라고 하는데, 혈관 역시 '침묵의 장기'라 할 수 있다. 상처가 나면 피가 흐르기는 해도 혈관 자체가 목이나 위와 같이 통증과 이상을 호소하는 경우는 없다. 아프거나 가렵지도 않은데 우리의 몸에 심각한 손상을 주는 장기, 그것이 혈관이다.

혈관의 침묵만큼 무서운 것은 없다. 왜냐하면 혈관에서 일어나는 사고, 이른바 '혈관사고'는 많은 사람들의 목숨을 앗아가기 때문이다.

대표적인 혈관사고로는 심장질환과 뇌졸중을 들 수 있다. 이들 질병은 일본인 사망원인의 2위와 4위에 올라 있으며 둘을 합하면 일본인 네 명 중 한 명은 혈관사고로 목숨을 잃는다는 결과가 나온다. 그리고 혈관사고를 일으키는 주요 원인은 '혈관의 노화'에 있다.

나이를 먹어 피부의 탄력이 없어지고 기미나 주름이 증가하듯이 혈관도 세월과 함께 노화가 진행된다. 그 전형적인 증상이 심장에서 몸 전체로 혈액을 내보내는 '동맥'이 단단하게 굳거나 좁아지는 '동맥경화'이다. 하지만 혈관이 침묵하고 있는 이상 동맥경화가 진행되고 있어도 인간 스스로는 자각 증상을 느끼지 못한다. 때문에 동맥경화를 '침묵의 살인자(silent killer)'라 부르며, 그 증상이 나타났을 때는 이미 상태가 매우 악화되어 있는 경우가 대부분이다.

동맥경화는 돌연사나 오랜 병상생활을 초래하는 심근경색이나 뇌졸중 등의 질병으로 가는 입구라 할 수 있다. 미국의 내과의사 윌리엄 오슬러(William Osler)는 "사람은 혈관과 함께 늙는다."라는 말을 남겼다. 몸 전체 조직에 산소와 영양소를 공급하는 혈관의 노화가 온몸의 노화 및 심각한 질병과 직결됨을 알 수 있는 말이다.

지금까지 '동맥경화가 발생한 혈관은 원래 상태로 되돌릴 수 없다.'는 것이 정설이었다. 하지만 최근에는 혈관의 '회춘'이 가능하다는 사실이 밝혀졌다. 사람의 노화는 혈관부터 진행되는데, 반대로 혈관을 젊게 되돌리는 것 역시 가능하다는 것이다.

그렇다면 혈관 나이를 되돌리는 데 필요한 것은 무엇일까? 답은 간단하다. 슈퍼마켓이나 마트에서 손쉽게 구할 수 있는 식재료로 만든 식사와 몸을 구부렸다 폈다 하는 정도의 운동만으로 충분하다. 지금까지와 전혀 다른 식생활을 하거나 부담을 감수하고 스포츠클럽에 다니지 않아도 된다. 그저 간단한 생활습관만으로도 혈관 나이를 되돌릴 수 있다.

그러면 본론으로 들어가기 전 침묵의 장기인 여러분의 혈관이 어느 정도로 노화가 진행되어 있는지 체크해 보자. 체크 목록 중 해당된다고 생각하는 항목에 표시를 해 보자.

혈관의 노화 정도=동맥경화의 진행 정도이므로, 그 진행 정도가 심각할수록 예고 없이 슬며시 찾아와 갑작스럽게 생명을 빼앗아 가는 심근경색이나 뇌졸중이 바짝 다가와 있음을 깨달아야 한다.

혈관의 노화도 체크

☐ 비만인 편이다. 또는 20세 때 몸무게에서 10kg 이상 살이 쪘다.
☐ 패스트푸드를 좋아해 일주일에 세 번 이상 먹는다.
☐ 책상에 앉아 처리하는 일이 많아 하루 중 앉아 있는 시간이 길다.
☐ 담배를 피운다.
☐ 다른 사람에 비해 먹는 속도가 빠르다.
☐ 등푸른생선(정어리, 고등어, 꽁치 등)을 그다지 먹지 않는다.
☐ 배꼽 위치에서 잰 허리둘레가 남성 85cm 이상, 여성 90cm 이상이다.
☐ 채소나 과일을 거의 먹지 않고 지나는 날이 있다.
☐ 라면을 먹을 때는 국물까지 모두 마신다.
☐ 저녁에 외식을 하거나 배달음식을 먹을 때가 많다.
☐ 케이크 등의 단 음식과 청량음료를 매우 좋아한다.
☐ 육류 요리나 튀김을 좋아해 자주 먹는다.
☐ 스트레스가 많은 생활을 하고 있다고 생각한다.
☐ 덮밥이나 카레라이스를 좋아해 일주일에 세 번 이상 먹는다.
☐ 걸어서 15분 이상 가는 거리는 택시를 이용한다.
☐ 건강검진에서 혈압, 혈당치, LDL 콜레스테롤 수치 중 어딘가에 이상이 있었다.
☐ 수면 중에 코골이가 심하다는 지적을 듣는다.

☐ 담백한 맛보다 강한 맛을 좋아하는 편이다.
☐ 술을 좋아해 간이 쉴 수 있는 날이 거의 없다.
☐ 계단이나 언덕길을 오르면 숨이 차고 심장박동이 빨라진다.
☐ 인스턴트 식품과 가공 식품을 일주일에 세 번 이상 먹는다.
☐ 휴일에는 방에서 빈둥거리며 시간을 보내고 외출은 하지 않는다.
☐ 가족이나 친척 중에 비만, 고혈압, 당뇨병, 이상지질혈증으로 진단받은 사람이 있다.
☐ 가족이나 친척 중에 심장질환 및 뇌졸중에 걸린 사람이 있다.

나의 혈관노화도

- 해당 항목이   0개 → 현재 생활을 유지하자.
- 해당 항목이   1~4개 → 노화가 시작되지 않도록 분발하자.
- 해당 항목이   5~9개 → 노화가 시작되고 있다.
- 해당 항목이   10개 이상 → 혈관사고가 발생할 우려가 있다.

체크 결과가 어떠한가? 해당 항목이 많을수록 혈관의 노화가 빠르게 진행되고 있다고 보면 된다.

이 책은 전반의 1~3장, 후반의 4~7장으로 나뉜다.

전반에서는 혈관의 회춘 방법을 지금 바로 알고 싶은 사람들을 위해 그 포인트를 정리해 놓았다. 앞의 노화도 체크에서 해당 항목이 10개 이상으로 '혈관사고가 발생할 우려가 있다.'고 판단된 사람은 전반의 내용을 읽고 오늘부터 실천하도록 하자.

후반은 긴급하지는 않아도 혈관을 포함한 신체 전반의 질병 예방을 의식하면서 좀 더 건강한 삶을 영위하고 싶은 사람을 위해 조금 깊이 있는 내용을 소개하고 있다.

이 책을 계기로 독자 여러분이 좀 더 자신의 건강상태를 신경 쓰고 혈관부터 젊어지는 생활을 실천할 수 있기를 바란다. 이것이 필자가 여러분에게 보내고자 하는 메시지이다.

다카하시 히로시

차 례

서 론 인간은 혈관부터 늙고, 혈관부터 젊어진다 5

제1장 '혈관의 노화'가 건강수명을 좌우한다

- 혈관사고를 예방하면 사망원인의 50% 이상은
  피할 수 있다 18
- 식생활의 변화로 '심근경색'과 '뇌졸중'이
  증가하고 있다 20
- 혈관사고는 '암' 보다 질이 더 나쁘다 22
- 자각증상이 없어 더욱 무서운 '동맥경화' 24
- 뇌혈관이 막히면 '치매'에 걸린다 26

제2장 혈관 나이를 되돌리자

- '혈관내피세포의 회복'과 '콜라겐'으로
  혈관 나이를 되돌리자 30
- 콜라겐을 만들려면 '단백질'과
  '비타민C'가 필요하다 32

- 40대 이후에는 '어패류'와 '대두제품'으로
  단백질을 섭취하라 34
- 콜라겐을 풍부하게 함유한 생선 껍질 36
- 밥과 빵으로도 단백질을 섭취할 수 있다 38
- 비타민C는 열을 가해도 파괴되지 않는다! 40
- 일본인의 대부분은 아연이 부족하다 43

제3장 올바른 방법으로 채소를 섭취하면 '노화'가 멈춘다

- 동물은 생성하지 못하는 피토케미컬을
  식물로 섭취하자 46
- 리코펜의 항산화력은 비타민E의 약 100배! 48
- 피토케미컬을 함유한 친근한 채소 '양배추' 50
- 피토케미컬을 함유한 친근한 채소 '양파' 52
- 피토케미컬을 함유한 친근한 채소 '당근' 54
- 피토케미컬을 함유한 친근한 채소 '마늘' 56
- 피토케미컬을 함유한 친근한 식품 '버섯류' 58
- 과일은 껍질째 굽거나 주스로 마신다 60
- 이상적인 영양을 섭취할 수 있는 채소스프 4종류 62
- 초간단! 피토케미컬 스프 레시피 64
- 스프를 얼리면 항산화력이 더욱 증가한다 66
- 그린 스무디보다 스프가 좋은 이유 68
- [응용 레시피 ①] 생강으로 혈류 UP! 70
- [응용 레시피 ②] 토마토로 항산화력 UP! 72

제4장   내장지방을 줄이는 식사법

- 살이 찌면 혈관사고의 위험이 증가한다 76
- '수박형' 체형은 위험! 78
- 내장지방은 유해 호르몬을 분비한다 80
- 대사증후군은 혈관사고의 위험도를
      몇십 배나 더 높인다 82
- 살찐 사람은 자는 동안에도 혈압이 올라간다 84
- 과잉 인슐린은 비만과 암세포의 성장을 돕는다 87
- 식사만 제한해서는 살을 뺄 수 없다 89
- 채소부터 먹는 '베지터블 퍼스트'라면
      확실히 살이 빠진다 91
- 칼로리보다 혈당지수(GI)에 주목하라 93
- 감칠맛을 조합하면 소량으로도 포만감을
      느낄 수 있다 95

제5장   노화를 촉진하는 '먹지 말아야 할 메뉴'

- 패스트푸드는 '먹는 플라스틱' 100
- 블랙으로 마시는 커피는 건강에 효과가 있다 102
- 오래된 건어물은 산화유 덩어리 104
- 콜레스테롤을 많이 함유한 생선도 있다 106
- '칼슘'은 채소로 섭취하라 108
- 지질은 생선의 지방과 올리브유로 섭취하자 110
- 간 요리와 철분제는 몸을 산화시킨다 112

- '근육'과 '혈관'을 위해 육류도 충분히 섭취하라   115
- 탄 음식은 노화의 원인   117
- '건강보조제'는 위험을 동반한다   119
- 단 청량음료와 주스는 혈관을 손상시킨다   121
- 단 음식을 선호하는 한창 활동 중인 세대를
  덮치는 'NASH'의 공포   123
- 담배는 단 한 대라도 혈압을 높이고 활성산소를
  증가시킨다   125

제6장 깊이 있게 알고 싶은 사람을 위한 혈관과 건강의 최신의학

- 혈관의 전체 길이는 지구를 두 바퀴 반이나
  돌 수 있는 길이   130
- 혈관의 95%는 '모세혈관'이다   132
- 혈관은 삼층 구조로 이루어졌다   134
- 동맥경화의 원인은 산화된 유해 콜레스테롤   136
- 플라크가 파열되면 혈관사고가 발생한다   138
- 고혈압이 혈관을 손상시키는 이유   140
- 혈압은 하루 두 번, 동일한 시간에 측정하라   142
- '가면 고혈압'과 '조기 고혈압'을 주의하라   144
- '혈압이 다소 높은 편이어도 괜찮다'는 거짓말   146
- 염분의 과잉섭취는 혈관의 노화를 재촉한다   148
- 좀 더 쉽게 저염을 실천하려면   150
- '나쁜 피'가 '나쁜 혈관'을 만든다   152

- 콜레스테롤은 유해하지도 유익하지도 않다 155
- 콜레스테롤은 꼭 필요한 물질이다 157
- 중성지방 수치가 높은 사람은 콜레스테롤 수치가
  낮게 나온다 159
- 당뇨병은 '암'과 '알츠하이머병'을 유발한다 161
- '산화'와 '항산화작용'의 진짜 의미? 163
- '철분의 과잉섭취'는 몸을 녹슬게 한다? 165
- 동맥경화는 레드와인보다 채소나 과일로 예방하라 167
- 암은 유전되지 않지만 '유전자의 병'이다 169
- 피토케미컬로 암도 예방한다 171

제7장 일상생활 속에서 젊음을 되찾으려면

- 코사크 스쿼트로 간단하게
   젊음을 되찾자! 176
- '아시모 걸음'으로 혈관 나이를 되돌려라 178
- 단순히 걷기만 해도 혈관은 건강해진다 180
- 평소 생활 속에서 지방을 줄여라 182
- 운동하는 습관을 길러 건강수명을 연장하라 184
- 과격한 운동은 오히려 마이너스 186
- 가정에서 할 수 있는 간단한 체조 188
  1. 코사크 스쿼트 188
  2. 버터플라이 190
  3. 온몸 이완 스트레칭 191
  4. 허리와 등 스트레칭 192

5. 다리 만세 스트레칭 193
6. 원 그리기 체조 194
7. V자 균형 195
8. 달마체조 196
9. 상체 트위스트 197

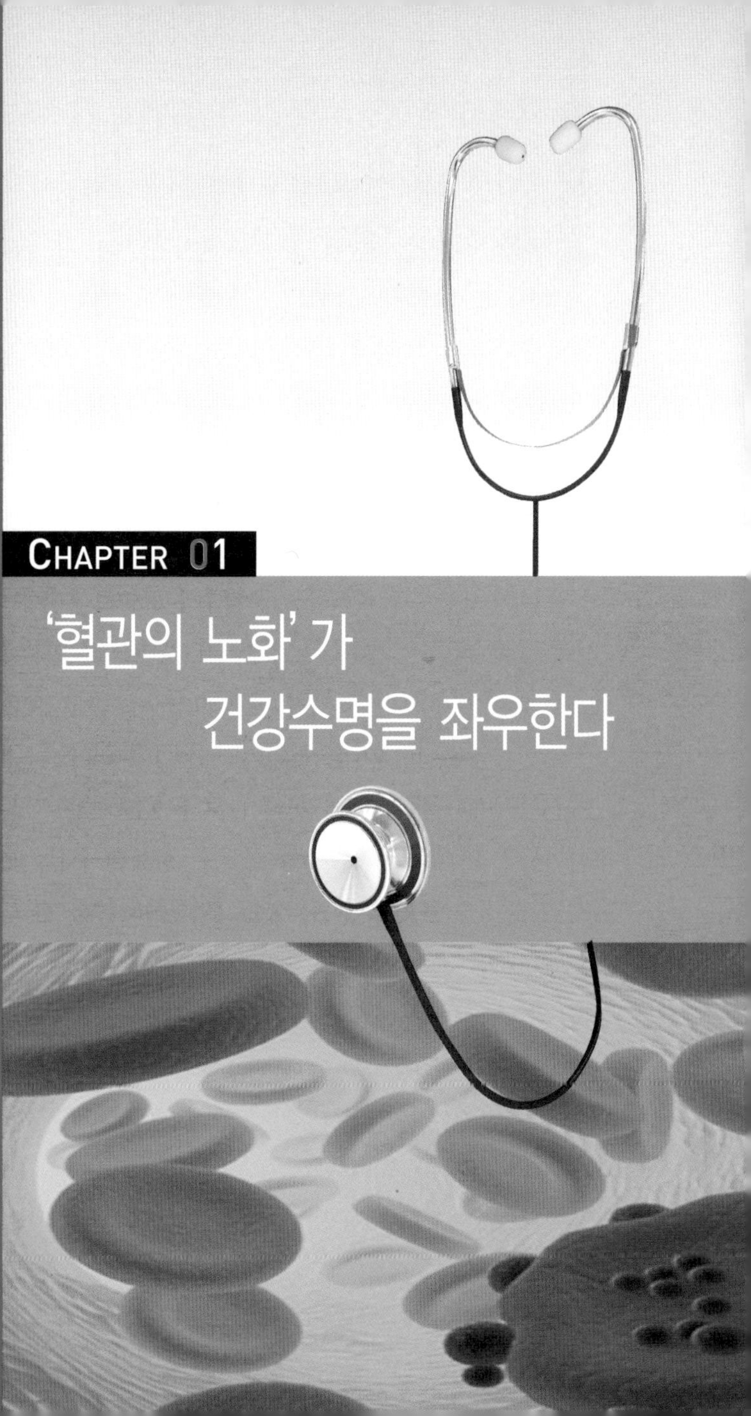

CHAPTER 01

'혈관의 노화'가 건강수명을 좌우한다

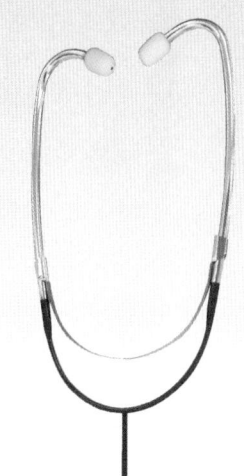

혈관사고를 예방하면 사망원인의 50% 이상은 피할 수 있다

건강하게 오래 살고 싶다는 바람은 누구나 가지고 있을 것이다.

일본은 세계에서도 손꼽히는 장수 국가이다. 남녀 모두 평균수명이 세계 최고 수준이며 특히 여성은 세계에서 가장 오래 산다.

그런 일본인의 사망원인을 보면 상위 4위 안에 혈관 질환이 두 가지나 포함되어 있다. 후생노동성의 『인구동태통계』에 따르면 2013년에는 1년 동안 약 127만 5,000명이 사망했다고 한다. 그 사망원인은 아래 표와 같다(모두 추계치).

1위의 악성 신생물이란 암을 말한다. 2위인 심장 질환은 협심증이나 심근경색 등의 심장 질환, 4위의 뇌혈관 질환은

일본인 사망원인 상위 4대 질환

	사망원인	사망자 수(명)	비율(%)
1위	악성 신생물(암)	365,000	28.6
2위	심장 질환	197,000	15.5
3위	폐렴	124,000	9.7
4위	뇌혈관 질환	119,000	9.3

뇌경색과 뇌출혈 등 이른바 뇌졸중으로 모두 혈관 노화에 따른 '혈관사고'로 발생하는 질병이다.

3위인 폐렴은 체력과 면역력이 저하된 65세 이상의 고령자에게서 중증화되기 쉬운 질병으로, 고령자 인구가 급증한 최근 몇 년 사이 증가하고 있다. 30~50대의 왕성한 활동 세대는 폐렴으로 죽는 사람이 적기 때문에 그 범위를 30~50대로 제한하면 암, 심장 질환, 뇌졸중 세 질병이 사망원인의 상위 3위를 차지한다.

일본인 사망원인의 약 63%를 상위 1~4위의 질병이 차지하고 있으며 일본인의 세 명 중 두 명은 이 네 가지 중 어느 하나로 목숨을 잃는다. 그리고 심근경색이나 뇌졸중이라는 혈관 질환으로 죽는 사람은 합계 24.8%로, 네 명에 한 명이라는 계산이 된다. 이를 역으로 생각하면 혈관사고를 예방하면 사망원인의 4분의 1은 피할 수 있다는 의미이다.

한편, 뒤에서 설명하겠지만 혈관의 노화를 막기 위한 식생활 개선 등은 사망원인의 1위인 암을 예방하는 데도 매우 놀라운 효능을 발휘한다. 혈관사고 예방을 위한 생활 습관은 결과적으로 암 예방에도 효과적이다. 암과 혈관 질환을 더하면 사망원인의 약 절반인 47.4%에 이른다. 혈관의 노화를 예방하고 혈관 나이를 되돌리면 사망원인의 절반 이상을 피할 수 있는 것이다.

식생활의 변화로 '심근경색'과
'뇌졸중'이 증가하고 있다

　심장 질환과 뇌졸중이란 병명은 널리 알려져 있지만 유감스럽게도 그 실태에 관해 알고 있는 사람은 많지 않은 것이 현실이다.

　앞에서 '심장 질환과 뇌졸중은 혈관 질환'이라고 설명했다. 하지만 많은 사람이 협심증과 심근경색을 '심장 질환'으로, 뇌경색, 뇌출혈, 지주막하출혈 등의 뇌졸중을 '뇌 질환'으로 오해하고 있다.

　심장은 죽을 때까지 한순간도 쉬지 않고 계속 펌프 작용을 하며 몸 전체로 혈액을 내보낸다. 이러한 심장 역시 혈액을 필요로 하기 때문에 관상동맥이라는 심장전문 혈관을 통해 혈액을 공급받는다. 바로 이 관상동맥에서 발생하는 혈관 사고가 협심증과 심근경색이다.

　협심증은 관상동맥이 좁아져 혈액이 잘 흐르지 않게 되는 병이다. 격렬한 운동을 하거나 갑작스런 스트레스를 받으면 심장이 일시적으로 혈액 부족 상태에 빠져 가슴과 등 부위에서 쥐어짜는 듯한 극심한 통증을 느끼게 된다.

　심근경색은 관상동맥이 완전히 막혀 혈액을 공급받지 못하면서 심장이 괴사하는 질병이다. 통증이 매우 강하고 극심하며 바로 처치를 하지 않으면 곧 죽음에 이를 수 있다.

인간이 태어나 죽는 순간까지 묵묵히 일하는 강인한 심장이 단 한 번의 혈관사고로 기능을 상실해 버리는 것이다.

한편 뇌졸중은 뇌혈관에 문제가 발생하는 질병, 즉 뇌경색과 뇌출혈, 지주막하출혈 이 세 질병을 통틀어 일컫는 병명이다.

뇌경색이 발생하면 뇌혈관이 막히면서 뇌세포가 괴사해 몸에 장애를 남기게 되고, 뇌출혈과 지주막하출혈이 발생하면 혈관이 터져 뇌가 기능을 상실하게 된다. 뇌출혈은 뇌 내 혈관이 터져 출혈을 일으키지만 지주막하출혈은 뇌의 표면에 분포하는 혈관에 생긴 혹이 파열되어 발생한다.

과거에는 뇌출혈이나 지주막하출혈 등의 출혈성 뇌졸중 유형이 많았다. 염분을 과다 섭취하는 식생활의 영향으로 손상을 입은 혈관이 높은 혈압을 견디지 못하고 출혈을 일으켰던 것이다.

하지만 최근에는 식생활이 서구화되면서, 혈관이 파열되는 출혈성 유형의 혈관사고가 감소하고 심근경색이나 뇌경색처럼 혈관이 막히는 폐색형 뇌졸중이 증가하고 있다.

뇌졸중에 걸리면 주로 손발 저림, 편측 안면마비 등의 증상과 함께 말이 어눌해지거나 혀가 잘 돌아가지 않는 언어장애, 눈의 한쪽(오른쪽 절반 혹은 왼쪽 절반)이 보이지 않는 시야

장애가 발생한다. 뇌 곳곳에 부분적 뇌경색이 발생하면 뇌혈관성 치매를 초래할 수도 있다.

혈관사고는 '암' 보다 질이 더 나쁘다

일본인 세 명 중 한 명은 암으로 죽고, 두 명 중 한 명은 일생에 한 번은 암에 걸린다고 한다. 암이 무서운 질병임에는 틀림없다. 하지만 암을 경험한 사람이나 암 전문의 중에는 "어차피 죽는다면 암에 걸리는 편이 낫다."라고 말하는 사람도 있다.

조기발견과 조기치료를 통해 암은 더 이상 불치병이 아니라 치유 가능한 질병이 되었다. 설사 말기암이란 진단을 받는다고 그 자리에서 바로 죽지는 않는다. 아주 드문 경우를 제외하고는 죽을 때까지 수개월에서 수년정도 시간적 여유가 있다. 게다가 선고받은 여명을 극복하고 몇 년이나 더 삶을 연장하는 사람도 있다. 그 시간 동안 자신의 인생을 되돌아보고 정리할 수 있으며 죽음을 맞을 마음의 준비를 하거나 가족 또는 지인들과 이별을 슬퍼할 시간적 여유가 있다.

이에 비해 혈관사고로 발생하는 심근경색이나 뇌졸중은 응급처치가 늦어지면 단 한 번의 사고로도 죽음을 맞는다. 평소와 마찬가지로 아침에 건강하게 집을 나섰다가 사무실이나 골프장 등의 장소에서 갑자기 쓰러져 그대로 죽는 경우가 적지 않다. 이렇게 되면 환자 본인이나 가족은 서로에게 작별의 말을 전할 기회조차 잃는다. 뇌졸중 중에서 특히 혈관이 파열되는 유형의 뇌출혈이나 지주막하출혈은 돌연사할 확률이 높다고 한다.

최근에는 혈관 폐색형 뇌경색이 증가하면서 적절한 처치만 하면 목숨을 구하는 경우가 많아졌다. 하지만 구사일생으로 목숨을 건진다 해도 간호의 손길이 필요하거나 장기간 병상 생활을 해야 하는 등 본인과 가족 모두에게 큰 부담이 되는 사례를 흔히 볼 수 있다.

예컨대, 사망률도 높고 중증 후유장애를 남기는 유형의 뇌경색으로 심인성 뇌색전증이 있다. 맥박과 심박의 리듬이 불규칙한 부정맥이 발생하면 심장 속에서 혈전(핏덩어리)이 생기기 쉽다. 심장에서 생긴 큰 혈전이 혈액을 타고 뇌로 흘러들어가 혈관을 막고 조직의 괴사를 일으키는 것이 심인성 뇌색전증이다. 사망률이 약 20%에 달하며 다행히 생명을 구해도 병상 생활을 해야 하는 등의 심각한 후유증을 남기는 경우가 40% 전후에 이른다.

2000년에 사망한 오부치 게이조(小淵 惠三) 전 일본 수상과 프로야구의 나가시마 시게오(長嶋茂雄) 자이언트 종신 명예

감독이 모두 이 유형의 뇌색전 증상을 보였다.

한창 활동하는 세대가 심장 질환이나 뇌졸중으로 쓰러져 중증 후유증을 앓으면 그때까지 해오던 일을 계속할 수 없게 되는 경우가 적지 않다. 재활치료에는 극심한 고통이 따르며, 많은 시간과 돈을 필요로 하므로 본인과 가족 모두 정신적으로나 경제적으로 많은 부담을 떠안는다.

심장 질환과 뇌졸중은 인생을 송두리째 바꾸어 놓을 수 있는 무서운 질병이다. 이러한 질병을 예방하려면 지금부터 소개하는 혈관을 튼튼하게 하고 '혈관 나이를 되돌리는 방법'을 반드시 알아두도록 하자.

자각증상이 없어 더욱 무서운 '동맥경화'

상하수도, 전기선, 가스관과 같이 사회에 필요한 공공성이 높은 설비를 사회기반시설 또는 인프라(infrastructure)라고 한다. 혈관이 바로 몸의 인프라인 셈이다.

자연재해나 지진 등으로 상하수도, 전기선, 가스관 등에 문제가 생기면 시민생활에 큰 영향이 있는 것 이상으로, 만에 하나 혈관에 사고가 발생하면 곧바로 건강에 빨간불이 켜지게 된다. 인간의 신체 중에서 가장 튼튼한 심장도 한번 혈관사고가 발생하면 제 기능을 상실할 정도이다.

그리고 상하수도, 전기선, 가스관과 같은 인프라 설비가 시간이 지나면서 서서히 노후화되는 것과 마찬가지로 인간이 나이를 먹을수록 혈관의 노화도 함께 진행된다.

몸의 기능은 혈관이 공급하는 혈액이 없으면 정상적으로 유지되지 못하므로 혈관의 노화는 곧 몸 전체의 노화로 이어진다. 이런 이유로 미국의 내과의사 윌리엄 오슬러(William Osler)는 "사람은 혈관과 함께 늙는다."라는 말을 남겼다.

지금까지 여러 차례 '혈관의 노화'라는 말을 사용했는데 이것은 구체적으로 '동맥경화'를 의미한다.

뒤에서 상세히 설명하겠지만, '동맥'이란 심장에서 온몸으로 혈액을 공급하는 혈관이다. 그 동맥의 벽이 두꺼워져 혈관이 좁아지거나 단단하게 굳는 증상이 동맥경화이다. 심근경색이나 뇌졸중도 동맥경화를 도화선으로 발생하는 질병이다.

필자가 미국의 대학병원에서 근무하던 시절, 심장 질환과 뇌졸중으로 사망한 환자를 해부하는 자리에 여러 번 참가한 적이 있다. 동맥경화가 발생한 혈관은 단단하게 굳어 있어 핀셋으로 두드리면 둔탁한 소리가 날 정도였다.

아무런 예고도 없이 심근경색이나 뇌졸중 증상이 갑자기 나타나 쓰러지는 경우가 있는데 그 원인인 동맥경화는 상태가 심각해질 때까지도 전혀 자각증상을 느끼지 못한다.

동맥경화는 오랜 시간 서서히 진행되므로 그사이 개선을 위한 조치를 취하면 노화에 브레이크를 걸고 심장 질환이나 뇌졸중의 위험을 줄일 수 있다.

하지만 동맥경화는 증상이 악화될 때까지 아프지도 가렵지도 않기 때문에 방치하기 쉽고, 결국 혈관사고의 위험도가 증가하게 된다.

동맥은 수도관이나 가스관처럼 밖으로 꺼내어 손상 정도를 체크하는 것이 불가능하다. 따라서 건강검진 등에서는 '경동맥 초음파' 또는 '경동맥 에코'라 불리는 검사를 통해 목의 좌우 양쪽에 위치하는 경동맥의 단면사진을 찍어 동맥경화의 진행 정도를 파악한다. 몸 전체의 동맥경화 정도를 알 수 있는 단서가 되므로 건강이 걱정되는 사람은 경동맥 에코 검사를 받는 것도 하나의 방법이다.

뇌혈관이 막히면 '치매'에 걸린다

신체가 아무리 건강해도 두뇌에 문제가 있으면 아무 의미가 없다. 특히 초고령화가 진행 중인 일본에서는 '치매' 환자의 증가에 관심이 집중되고 있다.

치매란 후천적으로 뇌에 장애가 생겨 정상적인 사회생활

을 영위할 수 없게 된 상태를 말한다. 후생노동성 연구반의 조사에 따르면 추정 환자 수가 2012년 시점에 65세 이상의 고령자 15%에 해당하는 약 462만 명에 달했다고 한다. 치매에 걸릴 가능성이 있는 '예비군'은 약 400만 명으로 추산되었다.

고령자의 증가로 치매 환자도 증가하고 있으며 치매증상 중 하나인 배회로 연간 1만 명에 가까운 사람이 행방불명된다는 충격적인 데이터도 나왔다. 한편 65세 미만의 초로기치매(pre-senile dementia) 환자도 증가하고 있는데 2009년의 추정 환자 수는 약 3만 7,800명이었다.

치매를 일으키는 원인은 매우 다양한데, 그중 '알츠하이머형 치매(Alzheimer's disease)'와 '혈관성 치매(Vascular dementia)'가 가장 많다고 알려져 있다. 이유는 아직 모르지만 혈관성 치매는 남성에게 많고 알츠하이머형 치매는 여성에게 많은 것이 특징이다.

혈관성 치매는 뇌의 혈관이 막히는 뇌경색으로 인해 발생한다. 가령 아주 미세한 혈관이 막힌다 하더라도 그것이 일어난 장소가 뇌에서 중요한 위치라면 치매에 걸릴 수 있는 것이다. 특히 뇌의 심부에 분포하는 미세 동맥이 막히는 '열공성 뇌경색(Lacunar infarction)'이 치매로 진행되기 쉽다고 한다. 뇌경색의 절반 가까이를 차지하는 이 유형은 일본인에게 가장 많이 일어나는 뇌경색이라 한다.

알츠하이머형 치매의 자세한 구조는 명확하게 밝혀지지 않았지만, 뇌 안에 아밀로이드베타(amyloid beta: Aβ)라는 특수한 단백질이 축적되어 발생한다는 설이 유력하다. 이 아밀로이드베타가 쌓이는 과정에서 뇌세포가 괴사하여 인지기능 저하가 일어난다는 것이다.

일찍이 일본의 알츠하이머형 치매의 발병률은 다른 외국에 비해 낮은 것으로 알려졌다. 현재는 일본에서도 알츠하이머형 치매가 증가하고 있지만 그래도 일본에서 발생하는 주된 치매는 뇌혈관성 치매로 볼 수 있다.

전문가 사이에서는 현재, 치매의 원인으로 알츠하이머형 치매와 혈관성 치매를 엄밀하게 구분할 필요가 있는지의 여부에 관해 논의가 이루어지고 있다.

왜냐하면 혈관성 치매로 진단받은 대부분의 치매 환자에게서 알츠하이머형 치매에 동반되는 이상이 발견되었으며, 반대로 알츠하이머형 치매로 진단받은 대부분의 치매 환자에게서도 혈관성 치매에 동반되는 이상이 발견되고 있기 때문이다.

요컨대, 두 경우 모두 혈관을 강화하고 뇌 속 혈관 네트워크를 정상적으로 유지하려 노력하면 치매 예방이 가능하다는 것이다. 이 사실을 명심하자.

CHAPTER 02

혈관 나이를 되돌리자

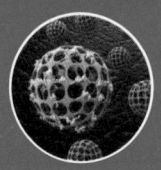
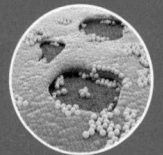
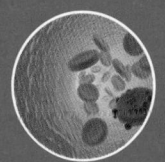
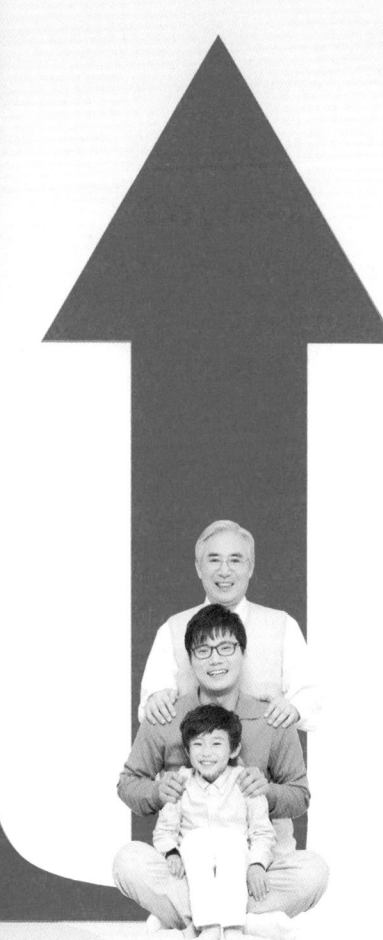

'혈관내피세포의 회복'과 '콜라겐'으로 혈관 나이를 되돌리자

상하수도나 가스관은 낡아 손상되면 새것으로 교체할 수 있지만, 문제가 생긴 혈관 부위를 통째로 들어내는 일은 불가능하다. 아주 오랜 세월 사람들은 혈관과 함께 늙는 길 외에 다른 선택은 할 수 없으며, 동맥경화가 발생한 혈관은 나빠지기만 할 뿐 원래 상태로 되돌릴 수 없다고 생각해 왔다.

그런데 최근에 와서 아주 간단하고 쉬운 방법으로도 혈관 나이를 되돌릴 수 있다는 사실이 알려졌다. 혈관내피세포의 자기회복능력으로 혈관의 젊음을 되찾을 수 있다는 것은 기쁜 소식이 아닐 수 없다.

혈관 회춘의 열쇠를 쥐고 있는 물질은 골수 안에 존재하는 '혈관내피전구세포(endothelial progenitor cell, 이하 EPC라 함)'이다. 이 EPC가 혈관내피세포로 분화해 동맥경화가 발생한 부분을 회복시키고 혈관의 나이를 되돌리는 것이다. 또한 혈관내피세포는 약 1,000일을 주기로 스스로 새롭게 다시 태어난다.

이미 심장 질환 환자에게 본인의 EPC를 주사하여 혈관 회복을 돕는 치료가 실시되고 있지만 이런 최첨단 재생의료를 받지 않더라도 인간은 스스로의 힘으로 젊은 혈관을 되찾을 수 있다.

요컨대, 혈관 나이를 되돌리는 첫 번째 포인트는 EPC를 활성화하는 것이다.

EPC를 활성화하려면 혈류를 개선할 수 있는 가벼운 운동이 중요하다. 운동을 하면 골수에서 많은 양의 EPC가 생성되는 것으로 밝혀졌다. EPC는 혈관이 손상된 부분에 모여드는 성질이 있으므로 이를 위해서는 원활한 혈액 순환이 우선되어야 한다. 따라서 혈류를 원활하게 하는 운동을 하면 일석이조의 효과를 얻을 수 있다.

운동이란 말을 들으면 한숨부터 나오는 사람도 걱정할 필요 없다. 지금 바로 일어서서 그 자리에서 낮게 앉았다 일어나는 스쿼트(squat) 자세를 10회 실시하자. 이것을 하루 세 번 정도만 해도 EPC 제조공장의 스위치가 켜지고 증산체제로 돌입하게 된다.

안정기에는 혈액의 70%가 심장보다 아래쪽에 분포하는데 허벅지, 엉덩이, 종아리와 같은 하체의 큰 근육을 역동적으로 움직이는 스쿼트 자세를 취하면 근육의 펌프 기능으로 하반신의 혈액이 몸 전체를 원활하게 순환하면서 손상받은 혈관 부위로 EPC가 모이게 된다. 스쿼트 및 기타 간단한 운동방법에 관해서는 7장에서 소개하도록 하겠다.

혈관 나이를 젊게 되돌리는 두 번째 포인트는 혈관을 지키는 '콜라겐'에 있다.

손상된 혈관의 나이를 되돌리려면 혈관에 난 상처를 수리하고 탄력을 유지하는 물질, 즉 콜라겐(Ⅳ형 콜라겐)을 만드는 영양소, 바로 '단백질'과 '비타민C'가 필요하다.

매일 섭취하는 식사로 콜라겐을 만들어 혈관을 젊게 만드는 구체적인 방법에 관해서는 뒤에서 상세하게 설명하겠다.

콜라겐을 만들려면 '단백질'과 '비타민C'가 필요하다

'콜라겐'은 혈관의 나이를 되돌리는 데 절대적으로 필요한 성분이다. 그리고 이 '콜라겐'을 만들려면 '단백질'과 '비타민C'를 섭취해야 한다.

신체의 모든 부위는 단백질로 구성되어 있다. 몸의 60% 정도는 수분이지만 나머지 고형물의 거의 절반은 단백질로 구성되어 있어 몸무게의 약 20%는 단백질이라 할 수 있다. 어떤 사람의 몸무게가 65kg이라면 그중 13kg은 단백질로 구성되었다는 것이다.

혈관의 젊음을 유지하는 데 반드시 필요한 콜라겐 역시 단백질로, 혈관은 콜라겐이라는 건강한 단백질의 보호를 받고 있다. 단백질과 콜라겐은 다른 물질이라고 생각하는 사람이 많은데 혈관을 만드는 콜라겐은 단백질의 한 종류이다.

종류는 다르지만 콜라겐(Ⅰ형 콜라겐)은 피부를 만드는 단백질이기도 하다. 여성 잡지 등에서는 "아름다운 피부를 위해 콜라겐을 식사나 보조식품으로 섭취하자."라고 권장하고 있는데 이것에 관해 조금 보충설명을 하겠다.

콜라겐을 포함한 단백질은 20여 종의 '아미노산'으로 구성되어 있다. 식품 등에 함유되어 있는 콜라겐이나 그 이외의 단백질을 섭취하여 소화과정을 거치면 일단 아미노산으로 분해되어 체내로 흡수된다. 우리 인간의 몸은 그렇게 흡수한 아미노산을 다시 한 번 합성시켜 콜라겐과 다른 단백질을 만들어 내고 있다.

그리고 체내에서 콜라겐을 합성하는 데 없어서는 안 되는 성분이 바로 비타민C이다. 비타민C가 없으면 체내에서 콜라겐을 만들지 못한다. 콜라겐 식품을 열심히 섭취해도 콜라겐이 그대로 흡수되어 아름다운 피부를 만들거나 혈관 나이를 되돌리지는 못한다. 반드시 비타민C를 함께 섭취해야만 한다.

우리 체내에는 무려 10만여 종의 단백질이 존재한다. 단백질은 아미노산 조각들로 만들어진 직소 퍼즐에 비유할 수 있다. 조각들이 어떻게 구성되는가에 따라 그림의 모양이 바뀌듯이 어떤 아미노산을 어떤 순서로 조합하는가에 따라 단백질의 성질이 변하게 된다.

콜라겐의 아미노산(글리신, 알라닌, 프롤린, 라이신 등)을 풍부하게 함유한 단백질이나 콜라겐 식품을 섭취하면 퍼즐 조각이 많아져 원하는 그림 모양(콜라겐)을 빠르고 순조롭게 만들 수 있다.

콜라겐 생성을 위해 의식적으로 단백질과 콜라겐 식품을 섭취하는 것은 혈관 나이를 젊게 되돌리는 데 큰 도움이 된다. 꼭 매일 실천하는 습관을 들일 것을 권장한다.

40대 이후에는 '어패류'와 '대두제품'으로 단백질을 섭취하라

콜라겐 식품이라고 하면 장어, 상어 지느러미, 자라 등의 고급 식재료를 떠올릴 수 있는데 좀 더 가격이 저렴한 소힘줄, 닭발, 족발, 젤라틴 등과 같은 식품에도 콜라겐이 함유되어 있다.

고가의 식품을 매일 먹는 것은 쉽지 않은 일이며 싫어하는 사람이 억지로 소힘줄이나 닭발을 계속 먹는 것도 넌센스다. 이런 콜라겐 식품을 먹지 않고도 슈퍼마켓이나 마트에서 구할 수 있는 단백질 식품으로 혈관 나이를 되돌리는 콜라겐을 충분히 합성할 수 있으니 안심하길 바란다.

콜라겐을 만드는 단백질로는 육류, 어패류, 대두 및 대두제품, 계란, 우유 및 유제품 등이 있다. 이 중에 혈관 나이를 젊게 만들기 위해 추천할 만한 단백질은 콜라겐 합성에 필요한 아미노산(글리신, 알라닌, 프롤린, 리아신 등)을 많이 함유하고 있는 어패류와 대두제품이다.

단백질에는 동물성과 식물성이 있는데, 대두 및 대두제품 이외의 것은 모두 동물성이다. 동물성 단백질의 식재료는 콜레스테롤도 함께 함유하고 있으므로 콜레스테롤이 많은 육류, 계란, 우유 및 유제품을 섭취할 때는 주의하도록 하자. 콜레스테롤을 과잉섭취하여 유해 콜레스테롤이 증가하면 동맥경화로 진행되기 쉬워 혈관사고로 이어질 수 있다.

6장에서 다시 설명하겠지만 콜레스테롤 자체는 몸에 필수적인 물질이어서 사실 유익하다거나 유해하다고 구분하는 것은 큰 의미가 없다. 그렇지만 나이가 들면서 인간의 몸에 변화가 찾아오면 이야기가 조금 다르다. 혈관사고는 콜레스테롤의 필요량이 감소하는 40대 이후에 발생한다. 젊은 시절과 마찬가지로 콜레스테롤을 많이 함유한 동물성 식품을 과잉섭취하면 유해 콜레스테롤이 증가해 동맥경화로 진행될 확률이 높다. 40대 이후에는 동물성 단백질을 과잉섭취하지 않도록 주의를 기울이자.

어패류는 동물성 단백질 중에서는 콜레스테롤이 조금 낮

은 편이고 건강에 도움이 되는 성분을 함유하고 있다. 이것에 관해서는 다음 항에서 계속 설명하도록 하겠다.

식물성 단백원인 대두와 대두제품은 콜레스테롤이 제로여서 가장 추천할 만한 식재료이다. 과거에는 대두와 대두제품의 단백질이 동물성 단백질에 비해 영양가가 낮다는 오해를 받았다. 하지만 최근에는 그 오해가 풀리고 있다.

대두와 대두제품은 콜라겐의 원료인 아미노산 성분(글리신, 알라닌, 프롤린, 라이신 등)을 고루 함유하고 있어 혈관 나이를 되돌리는 데 안성맞춤인 식재료이다. 단, 대두 자체보다는 두부, 생청국장, 두유, 콩비지 등의 대두제품으로 섭취하는 편이 바람직하다.

콜라겐을 풍부하게 함유한 생선 껍질

혈관을 젊게 만드는 데 필요한 단백질을 함유한 식자재로, 하루에 한 번은 꼭 먹어야 할 식품이 어패류이다. 특히 고등어, 꽁치, 정어리 등의 등푸른 생선과 참치류는 꼭 챙겨 먹도록 하자.

등푸른 생선은 EPA(Eicosapentaenoic acid)와 DHA(Docohexaenoic acid)라는 지방산을 함유하고 있다. 이 두 지

방산은 체내에서 따로 생성되지 않기 때문에 매일 식품으로 섭취해야 할 필수 지방산이다. 좀 더 상세히 말하면 체내에서도 합성이 되어 생성되기는 하지만 필요량을 만족시키지 못하므로 필수 지방산으로 분류되고 있다.

EPA와 DHA는 1970년대에 덴마크에서 실시한 연구를 계기로 주목을 받게 되었다. 덴마크령 그린란드에 사는 원주민 이누이트 족은 육류와 채소, 과일 등을 거의 먹지 않고 어패류 중심의 식생활을 한다. 그런데도 그들이 심장질환에 잘 걸리지 않는다는 사실이 알려지자, 그 이유가 어패류에 많이 함유되어 있는 EPA와 DHA를 주로 섭취하기 때문일 것이란 점에 학자들은 주목하게 되었다.

EPA는 혈관 세포에 흡수되어 혈압을 낮추거나 동맥경화의 진행을 늦추는 기능을 한다. DHA는 혈중 중성지방과 유해(LDL) 콜레스테롤 수치를 떨어뜨려 혈관의 건강상태를 개선한다. 그리고 이 두 성분은 동맥경화를 일으키는 염증 억제 작용을 한다. 다음의 표와 같이 EPA와 DHA를 많이 함유한 어패류를 순서대로 나열했다. 리스트를 보면 알겠지만 EPA와 DHA는 가공을 거쳐도 손상되지 않으므로 캔 종류도 괜찮다. 등푸른 생선의 캔 상품은 저렴한 가격으로도 구입할 수 있으니 집 안에 상비해 두었다가 적극적으로 활용하자.

생선을 먹을 때는 껍질까지 먹도록 하자. 생선 껍질에는 콜

EPA와 DHA 함유량이 많은 어패류(식용 가능부분 100g당(mg))

[EPA]		[DHA]	
고등어(건조)	2,200	다랑어 (검정 다랑어, 비계)	3,200
정어리(캔, 구이)	1,800	고등어(건조)	3,100
고등어 (대서양 고등어, 구이)	1,700	고등어 (대서양 고등어, 생물)	2,700
다랑어 (검정 다랑어, 비계)	1,400	방어(구이)	1,900
정어리(생물)	1,200	꽁치(캔, 조림)	1,700
꽁치(생물)	890	꽁치(생물)	1,700
청어(생물)	880	정어리(구이)	500

라겐이 많아 혈관 재생에 도움이 되는 아미노산 성분을 고루 섭취할 수 있기 때문이다. 어패류의 콜라겐은 결합이 느슨하여 육류의 콜라겐보다 쉽게 흡수된다는 장점이 있다.

밥과 빵으로도 단백질을 섭취할 수 있다

단백질은 상어 지느러미와 같은 콜라겐 식품이나 어패류와 대두 및 대두제품으로만 섭취할 수 있는 성분이 아니다. 밥, 빵, 국수 등의 주식도 귀한 단백질원이 된다.

일본 농림수산성의 데이터(2009년 식료 수급표)에 따르면 우리 인간은 하루에 섭취하는 단백질의 약 25%를 주식(데이터에서는 곡류)으로 얻고 있다. 이것은 품목별로 보면 당당히 1위를 차지하는 수치이다. 2위인 어패류는 20%, 3위의 육류는 약 18%이며 4위의 콩류(대두 및 대두제품)와 유제품(우유 등)은 각각 9%로 거의 비슷한 양을 섭취하고 있다.

최근에는 체중감량을 위해 주식을 줄이는 '당질제한 다이어트'를 하는 사람이 늘고 있다. 주식은 당질의 보고이므로 당질제한 다이어트를 한다면 가장 먼저 줄여야 할 요소이다.

이 주장의 옳고 그름에 관해서는 깊이 있게 다루지 않겠지만, 주식을 줄이면 단백질 섭취가 부족할 수 있다는 점을 알아두도록 하자. 그리고 주식을 줄인 만큼 육류와 우유, 유제품 등의 섭취를 늘리면 콜레스테롤 과잉으로 이어져 혈관의 노화를 재촉하는 동맥경화의 위험이 높아진다. 주식을 줄일 때는 고기나 유제품이 아닌 어패류와 대두 및 대두제품의 섭취량을 늘려 단백질을 보충하는 것이 바람직하다.

단백질의 필요량은 몸무게 1kg당 1g이므로 몸무게가 60kg인 사람은 하루 60g을 섭취해야 한다. 이것을 하루 세 번의 식사에서 고르게 섭취하려면 한 끼에 20g을 목표로 하면 된다는 사실을 알 수 있다.

다음 표에 주식과 어패류, 대두 및 대두제품 등의 단백질

주요 단백질원의 단백질 함유량(g)

주식		어패류		대두 및 대두제품	
밥 한 공기 (145g)	3.6	정어리 (캔 50g)	10.4	두부 (100g)	6.6
주먹밥 (100g)	2.5	고등어 (캔 50g)	10.4	연두부 (100g)	4.9
식빵 (6장)	5.6	꽁치 (생물 100g)	18.5	비지 (50g)	3.1
베이글 (85g)	6.2	참치 (캔 50g)	8.0	생청국장 (낫토 50g)	8.3
삶은 우동 (300g)	6.2	황다랑어 (생물 살코기 50g)	12.1	유부 (50g)	5.4
삶은 메밀국수 (300g)	14.4	연어 (생물 100g)	22.3	두유 (100g)	3.6

함유량을 제시해 놓았다. 매일 단백질을 섭취하는 데 참고하도록 하자.

비타민C는 열을 가해도 파괴되지 않는다!

혈관 나이를 되돌리려면 콜라겐의 원료인 단백질 섭취가 중요한데, 이때 단백질이 합성할 때 꼭 필요한 또 다른 물질이 있다. 바로 '비타민C'이다.

비타민C는 혈관의 콜라겐을 구성하고 있는 '히드록시프롤린(hydroxyproline)'을 만드는 데 없어서는 안 되는 물질이다. 히드록시프롤린이 부족하면 콜라겐이 정상적으로 만들어지지 않고 혈관의 저항력도 약해져 출혈이 발생한다. 이처럼 비타민C가 부족해 생기는 여러 증상의 질병을 통틀어 괴혈병이라 한다.

비타민C는 신선한 채소와 과일에 함유되어 있다. 16~18세기의 대항해 시대에는 유럽의 국가들이 장기간 항해를 후원하는 경우가 많았는데, 비타민C가 들어 있는 과일과 채소를 충분히 섭취하지 못해 많은 수의 선원이 괴혈병으로 목숨을 잃기도 했다.

비타민C를 섭취하기 전에 한 가지 오해를 풀고 넘어가도록 하겠다.

비타민C는 열에 약하므로 과일과 채소 모두 생으로 먹어야 한다는 말을 들어 보았을 것이다. 하지만 이것은 틀린 주장이다.

비타민C는 열에 강하여 산소와 접촉하지 않는다면 190°C 이하에서는 분해가 시작되지 않는다. 100°C의 뜨거운 물에서 삶아도 비타민C는 10% 가량 파괴되는 정도다.

비타민C는 화학적으로는 아스코르빈산(ascorbic acid)이라 한다. 다시 말해 '산'의 일종인데, 일반적으로 산은 열에 안정적이다.

열을 가하면 비타민C가 파괴된다는 오해는 물에 쉽게 녹는 성질의 수용성 비타민C가 끓이거나 볶는 과정에서 국물과 즙에 녹아 나와 채소 속 함유량이 감소하는 것에서 생긴 것으로 보인다.

비타민C를 많이 함유한 채소를 조리할 때는 법랑냄비 등을 이용해 물 없이 조리하거나 국물(스프)을 함께 섭취할 수 있도록 조리하자. 그러면 더 많은 비타민C를 섭취할 수 있다.

비타민C는 과일에 많다고 생각하기 쉬운데 채소에도 많이 함유되어 있다. 비타민C가 많은 채소와 과일을 다음 표에 제시해 놓았으니 참고하도록 하자.

비타민C가 많은 채소와 과일(식용 가능부분 100g당 함유량(mg))

채소				과일	
붉은 피망	170	방울 양배추	160	아세로라 (주스)	120
파슬리	120	노랑 피망	150	레몬	100
케일	81	피망	76	키위	69
붉은 양배추	68	몰로헤이야[1]	65	딸기	62

역주: 1) 아랍어로 왕가의 채소라는 의미인데 영양이 풍부한 야채 중 특히 인기를 모으고 있으며 이집트가 주산지이다.

일본인의 대부분은 아연이 부족하다

영양소 중에 비타민C와 함께 섭취해야 할 성분으로는 '아연'이 있다. 아연은 체내에서 합성되지 않으므로 식사를 통해 흡수해야 하는 필수 미네랄이다.

혈관의 나이를 되돌리는 데 아연이 하는 역할은 크게 두 가지가 있다.

첫째, 유전자에 대한 작용이다. 낡은 세포가 파괴되고 신진대사를 통해 새로 생성되는 세포가 원래 세포와 똑같은 모습으로 합성될 수 있는 것은 세포 안의 유전자로부터 레시피를 정확하게 해독하여 그 레시피대로 합성을 진행하기 때문이다.

이때 유전자와 결합하는 물질이 아연으로, 새로운 세포 형성에 없어서는 안 된다.

둘째, 효소 성분으로서의 작용이다. 아연은 인체 내 200여 종 이상의 효소 기능을 보조하는데, 그중 하나가 체내에 발생한 상처를 치유하는 '메탈로프로테아제(metalloprotease)'이다.

이 효소는 거친 땅 표면을 롤러로 고르는 것과 같은 작용을 하여 상처 부분을 한 차례 말끔하게 만든 뒤에 재생을 진행한다. 때문에 스친 상처 등의 치료에 사용되는 연고제품 중에 아연이 배합된 제품도 있다. 동맥경화로 손상된 혈관을 재생할 때도 마찬가지로 아연은 꼭 필요한 성분이다.

5년 만에 개정작업이 이루어진 후생노동성의 『일본인의 식사섭취 기준(2015년판)』에서는 아연을 성인 남성은 하루 10.0mg, 여성은 8.0mg 섭취하도록 권장하고 있다. 하지만 실제로는 다소 부족하여 남성은 8.9mg, 여성은 7.2mg밖에 섭취하지 못하는 것이 현실이다.

아연이 결핍되면 면역기능 및 갑상선 기능의 저하, 미각장애, 빈혈, 설사 등이 나타나기 쉽고, 반대로 과잉섭취할 경우에는 혈중 유익(HDL) 콜레스테롤의 수치가 떨어지므로 권장 수치를 지키는 것이 바람직하다.

아연을 많이 함유한 식품 중에서도 가장 으뜸은 역시 굴이라 할 수 있다. 100g당 함유량을 비교했을 때 훈제 굴 통조림이 단연 1위로 25.4mg, 데쳤을 때는 14.5mg, 생물은 13.2mg을 함유하고 있다.

2위는 15.9mg을 함유한 소맥배아이고, 참다랑어 젓갈 11.8mg, 전복 통조림 10.4mg, 숭어알젓 9.3mg, 소고기 육포 8.8mg, 호박씨 7.7mg, 파르메산 치즈 7.3mg, 소 넓적다리살 6.6mg, 소등심 6.4mg 등이 그 뒤를 잇는다. 그 밖에 견과류나 깨, 해조류, 콩류, 산나물, 코코아 등도 아연을 함유한 식재료이다.

CHAPTER 03
올바른 방법으로 채소를 섭취하면 '노화'가 멈춘다

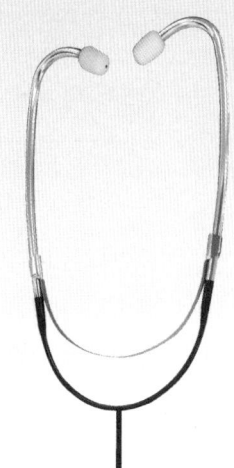

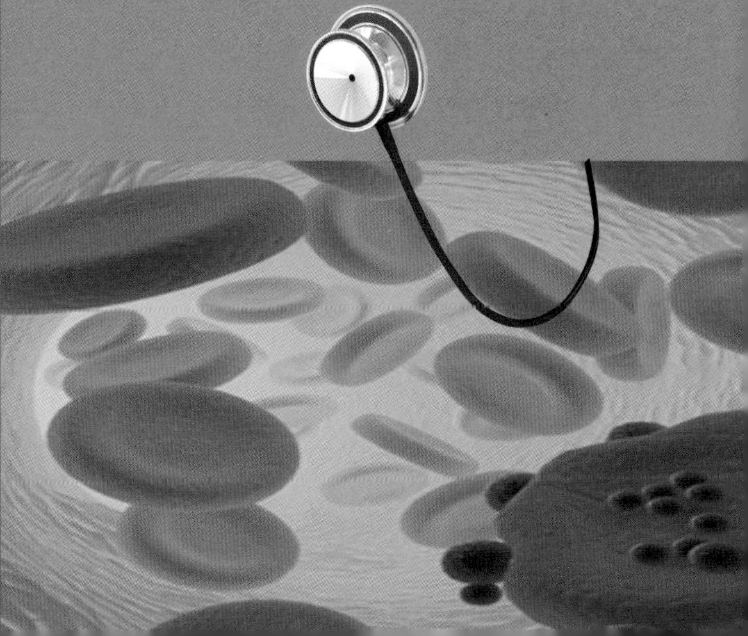

동물은 생성하지 못하는 피토케미컬을
식물로 섭취하자

단백질, 비타민C와 함께 혈관의 나이를 되돌리고 건강하게 만드는 열쇠가 '피토케미컬(phytochemicals)'이다. 동맥경화가 혈관의 노화를 촉진하지만 그 발단은 산화라 할 수 있다. 피토케미컬은 산화를 예방하는 효능을 지니고 있으며, 혈소판의 응집을 억제하여 혈액이 굳는 것을 막고 혈액을 맑게 만드는 작용도 한다.

피토케미컬의 '피토'는 그리스어의 '식물(phyto)'을, 케미컬(chemical)은 '화학성분'을 뜻하므로 피토케미컬(phytochemical)은 '식물이 만들어 내는 화학성분'이란 의미를 담고 있다.

피토케미컬이란 식물이 스스로를 지키기 위해 만들어 낸 성분이다. 자외선이나 외부의 적으로부터 자신을 지키고, 좀 더 강한 개체를 남기기 위한 씨앗을 보호하려 피토케미컬을 만들어 낸 것이다. 구체적으로 말하자면 채소나 과일의 색소와 냄새, 쓴맛, 신맛 등의 성분이 바로 피토케미컬이다.

그중에서도 유명한 물질이 '폴리페놀(polyphenol)'이다. 레드와인의 건강성분이라 하여 하루아침에 유명해진 '안토시아닌'이나 녹차의 '카테킨'도 폴리페놀로서, 피토케미컬의 일종이다.

현재 발견된 피토케미컬은 수천여 종에 불과하지만 전체적으로는 약 1만 종 이상일 것이라고 추정되고 있다. 그중에 약 90%는 채소와 과일 등 우리가 일상적으로 섭취하고 있는 친근한 식품에 함유되어 있다.

피토케미컬은 항산화작용, 혈액정화작용, 동맥경화 예방작용, 면역강화작용, 항암작용 등 건강에 좋은 작용을 한다. 그런데 인간을 비롯한 동물은 피토케미컬을 만들어 내지 못한다. 인간게놈계획으로 인간이 지니고 있는 전체 유전자를 해독한 결과, 인간은 2만 5,000개의 유전자를 가지고 있다는 사실이 확인되었다. 한편, 식물은 인간을 웃도는 4만 개 이상의 유전자를 지니고 있는데, 동물에서는 보이지 않는 유전자가 피토케미컬을 만드는 레시피의 열쇠를 쥐고 있다.

진화론적으로 볼 때 식물은 동물의 대선배이다. 식물은 동물에 앞서 몇 억 년이란 진화의 과정을 거치며 동물에는 없는 유전자를 지니게 되었고 피토케미컬이란 독자적인 지혜와 무기를 얻었다.

우리 인간은 피토케미컬의 유전자를 지니고 있지 못해 혼자서는 그 물질을 생성해 내지 못한다. 따라서 채소와 과일 등을 통해 피토케미컬을 섭취할 수밖에 없다.

리코펜의 항산화력은 비타민E의 약 100배!

피토케미컬은 영양학상의 '영양소'라는 정의와는 거리가 있는 성분이다.

영양소란 결핍되거나 그 상태가 장기화될 경우, 건강을 유지할 수 없고 심하면 질병이나 죽음을 초래하는 음식물 속의 성분을 말한다. 예컨대 탄수화물, 지방, 단백질의 '3대 영양소'에 비타민과 미네랄을 더해 '5대 영양소'라 칭하고 있다.

이와 더불어 최근에는 식이섬유를 '제6의 영양소'라 부르고 있다. 식이섬유란 채소, 과일, 해조류와 같은 식품에 함유되어 있는 섬유질이다. 식이섬유는 인간의 소화효소로는 거의 소화흡수가 이루어지지 않기 때문에 과거에는 영양소로 간주되지 않았다.

하지만 현재는 비타민의 생성에 관여하거나 장내 환경을 개선하는 기능성이 밝혀지면서 '제6의 영양소'로 불리게 되었다.

일본의 후생노동성은 이들 '6대 영양소'의 1일 섭취량의 기준이 되는 권장 수치를 정해 놓았다. 하지만 영양소로 여기지 않는 피토케미컬에 대해서는 그 섭취 기준량을 설정하지 않은 상태이다.

하지만 피토케미컬에는 기존의 영양소를 능가하는 놀라운 기능이 숨겨져 있다. 혈관을 젊게 만드는 데 중요한 '항산화작용'을 예로 들어보자.

5대 영양소에 속하는 '비타민'도 항산화작용을 한다. 특히 비타민A, 비타민C, 비타민E는 '비타민에이스(ACE)'라 하여 노화와 질병의 원인인 '활성산소'를 제거하는 에이스급 파워를 지니고 있다. 그런데 피토케미컬의 항산화력은 이 비타민에이스를 훨씬 뛰어넘는 힘을 지니고 있다.

예컨대 토마토나 수박에 함유되어 있는 피토케미컬 '리코펜'의 항산화력은 비타민E의 약 100배나 된다. 그리고 크랜베리에 함유된 '프로안토시아닌'은 비타민E의 약 50배, 비타민C의 약 20배나 되는 항산화력을 지니고 있다.

과거에는 여름이 되어 바닷가로 휴가를 떠나면 가족이 수박을 즐겨 먹었다. 수박을 잘라 먹으면 태양에 타서 붉게 달아오른 몸이 시원하게 진정되는데 그것은 수박에 함유된 리코펜의 효능 덕분이다. 자외선을 쐬어 몸 안에 발생한 활성산소를 수박의 리코펜이 처리해 주는 것이다.

경험적으로 수박의 효과를 안 선조들은 여름이 되면 수박을 즐겨 먹게 되었을 것이다. 비타민 에이스도 에이스급의 영양소이지만 제7의 영양소로 불리는 피토케미컬은 앞으로 생활습관병을 예방하는 '기능성 성분'으로 매우 중시되어야 하는 물질이다.

피토케미컬을 함유한 친근한 채소 '양배추'

'피토케미컬'이란 단어가 익숙하지 않은 사람 중에는 '희귀한 채소나 과일에만 들어 있지 않을까?' 하고 오해하는 사람도 있을지 모른다. 하지만 전혀 그렇지 않다. 피토케미컬은 슈퍼마켓이나 마트에서도 팔고 있는 친숙한 채소나 과일에 풍부하게 함유되어 있다. 여기서는 놀라운 피토케미컬 파워를 가진 친숙한 식재료 다섯 가지를 선별하여 설명하도록 하겠다.

그 첫 번째 주인공은 '양배추'이다. 양배추는 곁들이는 채소의 대표적인 식재료로, 코울슬로 등의 샐러드에도 자주 사용한다. 양배추롤이나 후이궈러우(돼지고기를 삶아 야채와 함께 볶은 중국요리-역주)와 같이 육류와 궁합이 매우 좋은 만능 채소이며, 일본인이 가장 잘 먹는 채소 중 하나이다.

양배추는 브로콜리, 청경채, 배추, 소송채, 갓, 고추냉이, 물냉이, 유채 등과 함께 유채과에 속하는 채소로, 원래는 유럽이 원산지인 케일을 품종개량해 만든 것이다. 한편 케일은 '청즙'의 재료로 일본에서는 매우 친숙한 식재료이다.

양배추에 함유되어 있는 대표적인 피토케미컬은 '글루코시놀레이트(glucosinolates)'이다. 글루코시놀레이트는 효소의 작용으로 '이소티오시안염'이란 성분으로 변하고 이 이소티오시안염이 체내에서 건강효과를 발휘한다.

이소티오시안염은 식물이 해충에게 갉아 먹히는 것을 막기 위해 생성한 매운맛 성분이다. 이 맛을 싫어하는 해충과 달리 인간은 양배추를 맛있게 먹을 뿐 아니라 이소티오시안염 덕분에 혈관의 건강을 유지할 수 있다. 이소티오시안염은 혈액의 응고를 예방하는 혈액 정화작용을 하여 심근경색이나 뇌경색과 같은 혈관사고를 감소시킨다.

한편, 이소티오시안염은 암을 억제하는 작용도 한다. 이 성분은 간의 해독효소를 활성화하고 발암물질의 독성을 해소시킨다. 이러한 특성 때문에 양배추는 미국 국립암연구소가 작성한 '푸드 피라미드(암을 예방하는 음식을 피라미드 형태로 구성한 리스트)'에서도 그 효과를 인정받아 피라미드의 정상 부근에 올라 있다.

이 밖에도 양배추에는 비타민C나 비타민U가 함유되어 있다.

비타민C는 항산화작용을 할 뿐 아니라 콜라겐의 합성을 도와 혈관 나이를 되돌린다. 양배추의 심 가까이에 많이 함유되어 있으므로 잘게 저며 먹도록 하자.

비타민U는 카베진이라고도 불리는데 정말은 비타민이 아니라 S-메틸메티오닌이란 아미노산의 일종으로, 위염과 위궤양을 예방하는 기능을 하여 위장약에도 배합되는 성분이다.

피토케미컬을 함유한 친근한 채소 '양파'

다음으로 소개할 주인공은 '양파'이다. 이것도 양배추와 나란히 일본인에게 친숙한 채소로, 채소볶음이나 카레 등에 빠지지 않는 식재료이다. 2013년에 전국의 주부 4,700명을 대상으로 실시한 "2013년에 가장 많이 먹은 채소는 무엇인가?"라는 조사에서 양배추가 1위, 양파가 2위에 올랐다.

양파는 중앙아시아가 원산지이며 약용식물로 전 세계로 확산되었다. 양파와 마찬가지로 마늘, 부추, 산파, 염교, 에샬로뜨(보라색 양파) 등도 백합과 파속에 속하는 채소들이다.

양파에 함유되어 있는 피토케미컬은 '이소알린(isoalliin)'이며, 여기서 생성되는 '이소알리신'은 독특한 향과 매운맛의 원인물질이다.

양파는 많은 탄수화물을 함유하고 있지만 생으로는 알리신의 매운맛이 너무 강하여 단맛을 전혀 느끼지 못한다. 가열하면 알리신 성분에 변화가 생겨 매운맛이 억제되므로 단맛이 드러난다.

양파를 썰 때 눈물이 나는 것은 알리신에서 최루 성분이 동시에 발생하기 때문이다. 이 최루 성분은 가열하여 조리하면 냄새 성분으로 변하여 양파의 맛있는 냄새를 느낄 수 있게 된다.

이소알린은 양파가 함유한 효소에 의해 이소알리신이란 피토케미컬로 변하여 혈관을 지키는 항산화작용을 하게 된다.

또한 이 알리신에는 항암효과도 있어 앞에서 소개한 암을 예방하는 식품의 '푸드 피라미드'에서 양파는 피라미드의 중간 부분에 위치한다.

양파의 갈색껍질은 조리하기 전에 버리기 마련인데, 특히 그 껍질에 중요한 피토케미컬이 풍부하게 함유되어 있다. 바로 '케르세틴(quercetin)'이란 성분이다.

케르세틴은 강력한 항산화작용과 혈액정화작용을 하며 동맥경화로 인한 혈관사고를 예방하는 데 도움이 된다고 알려졌다. 핀란드에서 남녀 약 1만 명을 상대로 15년간 조사한 결과 케르세틴을 많이 섭취하면 뇌졸중 등 혈관 질환에 걸릴 위험이 감소하는 것으로 보고되었다. 이 밖에도 케르세틴은 암세포의 증식이나 꽃가루 알레르기 등의 알레르기 작용을 억제하는 기능도 지니고 있다.

양파의 껍질은 먹을 수 없지만 함께 끓이거나 볶으면 케르세틴이 녹아 나온다(먹을 때는 껍질을 제거한다). 탁구공만 한 크기의 양파 페코로스라면 껍질째 구워 맛있게 먹을 수도 있겠다.

피토케미컬을 함유한 친근한 채소 '당근'

녹황색 채소의 대명사라 할 수 있는 존재가 '당근'이다. "2013년 가장 많이 먹은 채소는 무엇인가?"라는 조사에서는 8위에 그쳤지만 소고기 감자조림 등의 조림이나 카레, 샐러드 등 식탁에 등장할 기회가 많은 채소 중의 하나이다.

당근은 아프가니스탄이 원산지인 미나리과 당근속의 채소이다. 그 선명한 붉은색은 '카로틴(carotene)'이란 피토케미컬 성분 때문이다. 당근은 영어로 'carrot'이라 하는데 카로틴은 이 이름에서 붙여졌다고 한다.

카로틴은 '베타카로틴'과 '알파카로틴' 두 종류가 있으며 모두 강력한 항산화작용을 하여 유해 콜레스테롤의 산화를 방지하고 심장 질환의 위험을 떨어뜨린다.

카로틴은 체내에서 필요한 만큼만 비타민A로 전환된다. 비타민A는 항산화작용 외에도 점막을 강화하여 세균과 바이러스의 침입으로부터 몸을 보호한다.

비타민A는 과잉섭취하면 해로운데 카로틴으로 섭취할 경우에는 필요한 양만큼만 비타민A로 전환되기 때문에 과잉 섭취할 걱정이 없다는 장점도 있다.

베타카로틴을 풍부하게 함유한 채소는 당근 이외에도 호박, 몰로헤이야(molokheiya), 파슬리 등이 있다.

베타카로틴의 그늘에 가려졌지만 알파카로틴도 강한 항암작용을 하는 물질이다. 알파카로틴 섭취를 많이 하는 사람일수록 발암 위험도가 낮으며 폐암, 간암, 피부암 세포의 성장이 억제된다는 사실이 실험으로 밝혀지고 있다.

이런 카로틴 성분의 폭넓은 항암작용이 인정되어 당근은 '푸드 피라미드'에서 정점 가까이에 위치한다.

카로틴은 기름에 잘 녹는 지용성 피토케미컬이다. 기름으로 볶거나 샐러드로 섭취할 때 신선한 올리브기름으로 볶거나 곁들이면 흡수율이 높아진다.

슈퍼마켓 등에서는 흔히 볼 수 없지만 잎이 달린 당근을 발견한다면 주저하지 말고 구입하도록 하자. 당근의 잎 부분에는 피토케미컬이 응축되어 있다. 당근 잎으로 즙을 내면 당근 주스의 약 1만 배(!)나 더 뛰어난 항산화효능을 얻을 수 있다는 보고가 있다.

당근의 잎은 파슬리와 같이 향이 조금 강하므로 향미채

소처럼 사용하는 것이 좋다. 무의 잎과 마찬가지로 잘게 썰어 참기름으로 볶고 깨를 넣어 버무리면 맛과 향이 풍부한 수제 후리카케(밥에 뿌려 먹는 양념-역주)도 만들 수 있다.

피토케미컬을 함유한 친근한 채소 '마늘'

마늘은 양파속의 다년초이다. 원산지는 중앙아시아로, 전 세계에서 사용되고 있다. 이탈리아 요리나 중국 요리, 아시아와 아프리카의 토속 요리, 그리고 현대 일본식에서도 마늘은 없어서는 안 될 식재료이다.

마늘 하면 우선 강장효능으로 유명하다. 고대 이집트에서는 피라미드 건설에 동원된 노동자들에게 마늘과 양파를 지급했다는 이야기가 전해질 정도로, 아주 오래전부터 그 효능이 알려져 있음을 알 수 있다.

마늘을 저미거나 다지면 강한 냄새가 나는데 이것은 마늘이 함유하고 있는 '알린'이란 피토케미컬이 또 다른 효소에 의해 분해되어 발생하는 '알리신'이란 성분 때문이다.

알리신은 매우 불안정하여 다른 물질과 쉽게 반응하는데 비타민B1과 결합하면 '아리티아민(arythiamin)'이란 물질이 된다.

비타민B1은 탄수화물로부터 에너지를 얻을 때 필요한 성분으로, 물에 잘 녹는 수용성이어서 체내에 오래 머물지 않는다는 약점이 있다. 한편 알리신과 결합한 아리티아민은 체내에 쉽게 축적되어 장시간에 걸쳐 탄수화물로부터 에너지 공급을 받는 데 도움을 준다. 또한 마늘의 성분은 신체의 활동성을 조절하는 '교감신경'을 자극하는 역할도 한다. 이것이 마늘이 지닌 강장효능의 구조이다.

다지거나 얇게 저미면 생성되는 알리신은 활성산소를 제거하는 효소를 증가시켜 항산화작용을 발휘한다.

또한 혈관사고를 초래하는 유해 콜레스테롤을 감소시키거나 혈액정화작용을 해 혈액이 굳는 것을 예방하는 효능도 있다.

알리신은 놀라운 두 가지 항암작용을 한다.

첫째, 알리신은 암세포를 자연사(apoptosis)하도록 유도한다. 얇게 저민 마늘에 식물성 기름을 넣고 가열하면 '아존(ajoene)'이라 불리는 성분이 만들어진다. 이 아존이 위험 암세포를 자연사로 이끈다.

둘째, 성질이 불안정한 알리신은 '설파이드(sulfide)'란 안정적인 성분으로 변하는 특성이 있다. 이 설파이드 종류는 간에서 해독 효소를 활성화하고 발암물질의 무독화를 촉진하여 암을 억제한다.

이런 수많은 항암작용에 대해 높이 평가받은 결과, 암을 예방하는 '푸드 피라미드'에서도 마늘은 최상위 위치를 차지하고 있다.

피토케미컬을 함유한 친근한 식품 '버섯류'

채소는 아니지만, 마찬가지로 친근한 식재료 중 하나인 '버섯류'의 피토케미컬도 알아두는 것이 바람직하다.

버섯류는 감칠맛 성분을 듬뿍 함유하고 있어 요리의 맛을 더해 준다. 또한 식이섬유를 많이 함유하고 있다.

식이섬유는 혈관의 노화를 초래하는 불필요한 콜레스테롤과 결합하여 콜레스테롤 수치를 낮추는 효능이 있다. 식이섬유는 사람이 가지고 있는 소화효소로는 분해할 수 없기 때문에 남아도는 콜레스테롤을 길동무 삼아 변으로 배출할 수 있게 도와준다.

그중에서도 표고버섯에 함유된 피토케미컬 '에리타데닌(eritadenine)'은 혈중 콜레스테롤을 낮추는 작용을 한다. 표고버섯은 일본에서 가장 인기 있는 버섯의 하나이다. 적극적으로 섭취하도록 하자.

버섯류는 채소 이상으로 저칼로리 식재료이므로 많이 먹어도 살이 찔 걱정이 없다. 100g당(생) 표고버섯 18kcal, 잎새버섯 16kcal, 팽이버섯 22kcal, 새송이버섯 24kcal, 느티만가닥버섯 18kcal라 한다.

버섯류에 함유된 피토케미컬로는 '베타글루칸(β-glucan)'이 있는데 면역력강화작용을 한다고 알려져 있다.

인간의 면역작용은 혈액 속 백혈구가 담당하고 있다. 베타글루칸을 먹으면 백혈구의 한 종류인 마크로퍼지가 활성화되어 암세포를 공격하는 한편, 다른 백혈구의 힘을 강화시키는 것으로 밝혀졌다. 또한 베타글루칸은 소장에서 면역을 담당하는 장소를 자극하여 소장의 면역작용(장관면역)을 활성화한다는 사실도 알려졌다.

항암효과에 특출한 것으로 알려진 버섯류 중에 아가리쿠스가 있는데, 사실 이 버섯은 베타글루칸의 함유량이 특별히 많지는 않다. 베타글루칸을 많이 함유한 버섯은 표고버섯, 잎새버섯, 새송이버섯처럼 우리가 쉽게 구할 수 있는 버섯류이다. 평소 먹는 버섯으로 암을 예방할 수 있다면 그보다 더 기쁜 일이 어디 있을까.

버섯류에 함유된 '에르고스테롤(ergosterol)'은 햇빛에 노출되면 비타민D로 변화한다. 비타민D는 호르몬과 유사한 작용을 하며, 칼슘의 흡수를 도와 뼈를 튼튼하게 하고 면역력을 강화하는 효능도 지니고 있다. 생 버섯뿐 아니라 말린 표고와 같이 햇빛을 쬔 버섯을 먹으면 다량의 비타민D를 섭취할 수 있다.

국, 찌개, 찜, 샐러드 등 매일 버섯 요리를 먹는 습관을 들이도록 하자.

과일은 껍질째 굽거나 주스로 마신다

채소에만 피토케미컬이 풍부하게 들어 있는 것은 아니다. 과일도 피토케미컬 함유량이 우수한 식재료이다.

일본인에게 가장 친숙한 과일 중 하나인 온주밀감(한국에서 보통 귤이라 부르는 품종-역주)이 그 좋은 예이다. 매년 10월에서 이듬해 1월까지가 제철인 겨울과일로, 이런 친숙한 온주밀감에도 '베타-크립토크산틴(β-cryptoxanthin)'이란 피토케미컬이 함유되어 있다. 이 성분은 밀감의 노란색 색소인데, 폴리페놀의 일종이다.

베타-크립토크산틴은 항산화력이 매우 우수해 동맥을 활성산소로부터 보호하는 힘이 있다. 온주밀감을 많이 먹어 혈액 속 베타-크립토크산틴의 농도가 높은 사람은 그렇지 않은 사람보다 동맥경화, 심장질환, 당뇨병 등에 걸릴 위험이 낮다는 연구결과도 있다.

나아가 베타-크립토크산틴은 혈중 총 콜레스테롤과 유

해 콜레스테롤을 동시에 감소시킨다. 온주밀감을 계속 섭취해 베타-크립토크산틴의 농도가 높아지면 유익 콜레스테롤 수치가 꾸준히 상승해 유해 콜레스테롤은 줄고 혈관사고의 위험도도 대폭 경감된다.

온주밀감을 잘 보면 과육보다 껍질 쪽이 더 짙은 노란색을 띤다. 이것은 과육보다 껍질에 베타-크립토크산틴이 많기 때문으로 밀감을 껍질째 먹을 때 더 많은 양을 흡수할 수 있는 것이다. 한방에서는 말린 밀감의 껍질을 '진피'라 하여 식욕부진 등의 증상에 건위제로 처방할 정도이다.

껍질 안쪽에 있는 흰 부분에도 '헤스페리딘(Hesperidin)'이라는 피토케미컬이 함유되어 있다. 이 성분은 항알레르기, 항바이러스, 혈관강화, 혈류개선 등의 작용을 한다.

피토케미컬을 남김없이 섭취하려면 온주밀감은 껍질째 먹는 것이 가장 좋다. 필자는 토마토나 사과와 같이 껍질째 씹어 먹지만 꺼려지는 사람은 오븐토스트기에 구워 '구운 밀감'을 만들면 구운 사과와 같이 껍질과 과육을 모두 맛있게 먹을 수 있다. 또는 과육과 껍질을 함께 썰어 마멀레이드를 만드는 것도 하나의 방법이다.

그 외에도 '키위'에 함유된 '키위폴리페놀'이라는 피토케미컬이 강한 항산화작용을 한다. 키위폴리페놀도 과육보다 껍질에 많이 함유되어 있으므로 키위도 껍질째 먹도록 하자.

아니면 껍질째 주스를 만드는 방법도 있다.

이상적인 영양을 섭취할 수 있는 채소스프 4종류

채소가 지닌 힘을 최대한으로 끌어내 피토케미컬로 건강한 혈관을 만들어 젊음을 되찾고 싶은가? 그렇다면 필자가 고안한 '피토케미컬 스프'를 추천한다. 계절에 상관없이 쉽게 구할 수 있고 가격도 저렴하여 상비할 수 있는 채소로 만드는 것이 특징이다.

이것은 1일 채소 섭취목표량(350~400g)과 여러 종류의 피토케미컬을 매일 섭취할 수 있는 이상적인 스프다. 피토케미컬 스프는 양배추, 양파, 당근, 호박 이 네 종류의 채소로 간단히 만들 수 있다. 분량은 각각 100g씩이므로 기억하기 쉬울 것이다.

다양한 채소를 조합하여 시도해 보았는데, 이 배합이 가장 맛있고 계속 먹어도 질리지 않았다. 게다가 혈관 나이를 되돌리는 데 효과적인 많은 피토케미컬을 한 번에 섭취할 수 있다. 이 정도 양의 채소를 생으로 먹는 것은 쉽지 않지만 스프라면 식욕이 없어도 수월하게 넘길 수 있다.

양파나 당근은 1년 내내 마트의 한 자리를 차지하고 있다. 그리고 뿌리채소이므로 보존성도 뛰어난 것이 큰 장점이다. 타임세일을 할 때 미리 사 두면 경제적인 식재료이다.

양배추와 호박도 홋카이도(北海島)에서 오키나와(沖繩)까지 거의 전국에서 생산되고 있으므로 1년 내내 쉽게 구할 수 있는 채소다. 양배추는 1년에 두 번 제철을 맞는다. 봄에 한 번, 그리고 가을에서 겨울에 걸쳐 한 번 각각 다른 맛을 즐길 수 있어 질리지 않고 먹을 수 있다. 봄 양배추는 수분이 많고 신선하며, 가을에서 겨울에 걸쳐 수확하는 양배추는 단맛이 농축되어 있다.

호박도 보존성이 뛰어나 원상태라면 겨울철에는 상온에서 2~3개월은 보존이 가능하다. 칼로 자른 경우는 빨리 변질되므로 바로 사용하지 않을 때는 씨앗을 제거하여 랩에 싸서 냉장고 채소 칸에 보존하고 3~5일 안에 사용하도록 한다.

채소는 하우스 재배가 아닌 햇살을 많이 받으며 노지에서

피토케미컬 스프의 재료

1	양배추	100g(2장(대))
2	양파	100g(2분의 1개)
3	당근	100g(껍질째로 2분의 1개(대))
4	호박	100g(껍질째로 4분의 1개)

자란 것이 가장 좋다. 자연에 좀 더 가까운 상태에서 자란 쪽이 피토케미컬을 많이 함유하기 때문이다.

초간단! 피토케미컬 스프 레시피

피토케미컬 스프를 만드는 법은 매우 간단하다.

두꺼운 냄비에 물과 자른 채소를 넣고 뚜껑을 닫고 삶기만 하면 된다. 이 방법이라면 요리가 서툰 사람도 어렵지 않게 만들 수 있을 것이다.

포인트는 다음의 세 가지이다.

첫째, 당근과 호박은 물에 잘 씻어 껍질째 사용한다. 피토케미컬은 식물이 자신의 몸을 보호하기 위해 만드는 물질이므로 껍질 부분에 많이 함유되어 있다. 농약을 치지 않고 재배한 유기농 채소라면 잔류 농약에 대한 걱정이 없으며, 보통 채소라 해도 농약은 기본적으로 물에 녹는 수용성이므로 잘 씻으면 괜찮다.

둘째, 뚜껑을 꼭 닫고 김이 새어나오지 않도록 한 상태에서 장시간 가열해도 쉽게 눌어붙지 않는 냄비(법랑 냄비 권장)를 사용한다. 김에도 피토케미컬이 함유되어 있으므로 김이 새어나갈 경우 귀한 피토케미컬이 소실될 수 있다.

셋째, 소금 등의 조미료를 절대 사용하지 않는다. 4종류의 채소가 지닌 본래의 단맛과 감칠맛만으로 맛을 즐길 수 있다. 그런데 염분을 넣으면 나트륨을 과잉섭취하게 되고 결국 혈압을 높여 혈관의 스트레스를 증가시키게 된다.

처음 시작해서 얼마 동안은 심심하게 느낄 수도 있지만 이 피토케미컬 스프를 먹다 보면 미각이 민감해져 조미료 없이도 맛을 음미할 수 있게 된다.

감기에 걸렸을 때는 생강이나 파를 넣거나 말린 표고버섯을 첨가하는 등 나름대로 변화를 주어도 괜찮다.

기본적인 피토케미컬 스프의 레시피를 소개해 둔다.

피토케미컬 스프 만드는 법(약 800ml)

① 채소를 자른다.
양배추, 양파, 당근, 호박(각각 100g씩) 4종류의 채소를 잘 씻어 먹기 좋은 크기로 자른다. 당근과 호박은 껍질째 사용하도록 하자.

② 냄비에 재료를 넣는다.
뚜껑이 가능한 한 큰 편의 두꺼운 냄비가 준비되었으면 자른 채소를 넣고 재소가 잠길 정도로 물(약 1ℓ)을 붓는다.

③ 뚜껑을 닫고 삶는다.
재료를 강한 불에서 삶는다. 물이 끓으면 중불로 줄이고 뚜껑을 덮은 채로 20~30분 정도 끓이면 완성된다.

스프를 얼리면 항산화력이 더욱 증가한다

피토케미컬 스프는 이름 그대로 스프를 맛보는 것이 그 첫 번째 목적이다. 끓인 스프에는 양배추, 양파, 당근, 호박에 함유되어 있는 피토케미컬이 고스란히 녹아들어 있다.

채소를 익힐 때 보통은 조리 과정에서 생긴 국물이나 즙을 버리고 채소만 먹는데 이것은 귀한 피토케미컬을 버리는 매우 안타까운 일이다. 채소에서 피토케미컬이 즙으로 녹아 나오므로 반드시 즙 또는 국물(스프)을 마시도록 한다.

앞의 레시피를 따르면 한 번에 약 800ml 정도의 피토케미컬이 생성된다. 피토케미컬의 1회 섭취량은 200ml가 기준이다. 잠자리에서 일어나 아침식사를 하기 전, 저녁식사 전 등 공복에 마시면 피토케미컬의 체내 흡수율이 향상된다. 커피나 차를 마시기 전에 마시는 것이 가장 바람직하다.

혈관을 튼튼하게 만들고 싶다면 하루 2~3번, 400~600ml의 스프를 마시자. 보관할 때는 깨끗한 용기에 건더기와 스프를 그대로 넣어 냉장실에 넣고, 맛이 변하지 않는 1~2일 내에 모두 마시는 것이 좋다. 이 스프는 따뜻하게 또는 차게 해도 맛있게 먹을 수 있다.

피토케미컬 스프는 만드는 방법이 간단하지만 매일 만드는 것이 귀찮다면 미리 만들어 두어도 괜찮다. 필자는 스프를 얼려서 냉동보관하는 '피토케미컬 냉스프'를 추천하고 싶다.

피토케미컬 냉스프는 스프와 건더기를 깨끗한 보존용기에 담아 냉동실에서 얼리기만 하면 된다. 한 번에 먹을 양만큼, 즉 200ml씩 나누어 보관하면 꺼내어 사용하기가 간편하다.

이 피토케미컬 냉스프는 보존용기째 전자레인지에 넣어 해동해 따뜻한 스프로 먹거나 냉장고나 실온서 해동하여 차가운 스프로 먹어도 좋다.

손쉽게 만들 수 있는 피토케미컬 냉스프는 섭취할 수 있는 피토케미컬의 양이 증가한다는 큰 장점이 있다.

스프를 얼리면 채소 세포 안의 물 분자가 결정화되면서 팽창하여 세포가 파괴된다. 그리고 이것을 해동하면 세포가 다시 한번 파괴되어 내부에 남아 있던 피토케미컬이 더 많이 녹아나오므로 더 많은 양을 섭취할 수 있게 된다.

피토케미컬 냉스프는 냉동실에서 2주 정도 보관하는 것이 바람직하다. 주말에 넉넉하게 만들어 두면 바쁜 평일에도 피토케미컬을 손쉽게 섭취할 수 있다. 매일 스프를 먹는 습관으로 튼튼하고 탄력 있는 혈관을 만들자.

그린 스무디보다 스프가 좋은 이유

몇 년 전부터 그린 스무디(green smoothie)가 유행하고 있다. 그린 스무디는 소송채와 같이 떫은맛이 적은 신선한 녹색 잎채소와 과일, 물 등을 블렌더나 믹서를 이용해 혼합한 주스다. 미국의 로스앤젤레스와 같은 대도시의 마트에서는 이미 유기농 채소 스무디 바나 스무디 전문점이 문을 열었고, 최근에는 일본에도 증가하고 있다.

그린 스무디는 평소 부족할 수 있는 채소나 과일을 한 번에 섭취할 수 있다는 매력적인 장점이 있지만 피토케미컬의 흡수라는 면에서는 스프 쪽이 압도적으로 효능이 우수하다고 생각한다.

채소든 과일이든 대부분의 피토케미컬은 식물의 내부 혹은 세포막 안에 들어 있다. 때문에 세포를 파괴하고 끄집어내지 않으면 몸에 흡수시킬 수 없다.

하지만 채소의 세포나 세포막은 섬유소(cellulose)로 만들어진 세포벽이란 단단한 조직으로 둘러싸여 있다. 세포벽은 식물과 버섯 등의 균류만 지니는 구조로 동물에서는 보이지 않는다.

인간은 섬유소 분해효소를 생성하지 못하기 때문에 흡수를 하기 위해서는 사전에 세포벽을 파괴해야만 한다. 세포벽을 부수지 않으면 채소나 과일을 먹어도 피토케미컬의 체내 흡수가 이루어지지 않은 채 그냥 배출되어 버린다.

세포벽은 칼로 잘게 썰거나 블렌더나 믹서에 넣어 갈아도 파괴되지 않는다. 하지만 열을 가하면 세포벽도 세포막도 간단히 파괴할 수 있다. 그러므로 피토케미컬을 얻기 위해서는 그린 스무디보다 피토케미컬 스프가 더 유리하다.

그린 스무디가 유행하는 배경에는 '채소는 익히는 것보다 생으로 먹는 편이 좋다.'라는 '생채소 신앙'이 깔려 있다. 확실히 가열로 인해 손상되는 영양소도 있지만 피토케미컬은 열에 강하여 삶거나 찌거나 해도 효능이 크게 감소하지 않는다. 덧붙여 말하자면 그린 스무디와 같이 생으로 채소를 섭취하면 효소는 흡수할 수 있지만, 그 효소가 혈관을 튼튼하게 한다는 증거는 없다.

혈관을 튼튼하게 하는 피토케미컬의 효과 중 하나가 항산화작용인데 생주스와 스프를 비교하면 피토케미컬이 녹아 있는 스프는 약 10~100배의 항산화작용 효과가 있다고 밝혀졌다.

그린 스무디를 계기로 채소의 중요성과 맛을 깨달았다면 반드시 피토케미컬 스프에 도전해 보자.

[응용 레시피 ①] 생강으로 혈류 UP!

피토케미컬 스프에 변화를 주고 싶을 때는 필요에 따라 우엉, 생강, 파, 카레 가루 등을 첨가해 보자. 양배추, 양파, 당근, 호박 등 스프의 메인 재료가 되는 채소를 상비해 두면 다양한 레시피를 즐길 수 있다.

대표적인 두 가지 스프를 소개하겠다.

첫 번째는 추운 계절에 좋은 '생강&치킨 피토케미컬 스프'이다. 이것을 마시면 몸속부터 따뜻해지므로 초기 감기에 매우 알맞은 스프다. 카레 가루를 넣으면 카레 스프가 된다.

이 스프의 열쇠는 생강에 있다. 몸이 따뜻해지는 것은 생강에 함유된 피토케미컬 '진저롤(gingerol)' 성분이 혈류를 개선해 주기 때문이다. 진저롤은 항산화작용을 할 뿐 아니라 혈중 지질을 감소시켜 혈관을 보호한다. 닭 날개에서 육수가 나와 맛을 좋게 하지만 고기의 섭취를 삼가고 싶을 때는 닭 날개 대신 다시마나 물에 불린 건표고버섯을 사용하자.

생강&치킨 피토케미컬 스프

[재료]

양배추 3~5장, 당근 1개, 양파 1개, 호박 4분의 1개, 무 4분의 1개, 닭날개 500g, 생강 3조각, 파 1뿌리, 굵은 소금 조금, 굵게 간 후추 조금, 물 적당량

[만드는 법]

① 피토케미컬 스프를 만들 때와 마찬가지로 두꺼운 냄비를 준비한다. 냄비 바닥에 1cm 폭으로 자른 양파, 양배추, 필러로 굵은 국수처럼 얇게 자른 무의 순서로 겹쳐서 넣는다. 그 위에 닭날개 살을 얹고 소금과 후추를 가볍게 뿌린다.

② ① 위에 비스듬히 자른 파, 얇게 저민 생강을 얹고 마지막으로 한 입 크기로 자른 당근을 가지런히 얹는다.

③ 채소가 잠길 정도의 물을 넣고 뚜껑을 닫아 강한 불에서 끓인다.

④ 끓어오르면 중불에서 15분 정도 더 끓이다가 마무리로 3cm 크기로 자른 호박을 넣고 다시 10분 정도 끓인다. 호박이 부드러워지고 뚜껑을 열었을 때 채소의 좋은 향이 나면 먹어도 좋다.

[응용 레시피 ②] 토마토로 항산화력 UP!

두 번째는 '토마토 피토케미컬 스프'이다. 기본적인 네 가지 채소 중 호박 대신 토마토를 사용하는 것이 특징이다. 호박은 가을에서 겨울, 토마토는 봄에서 초여름이 제철이므로 겨울이 끝나고 날씨가 따뜻해지면 만들어 보자.

유럽에는 '토마토가 붉게 익으면 의사의 얼굴이 파래진다.'는 속담이 있을 정도로 토마토는 감칠맛과 영양의 덩어리라 해도 좋은 과일이다. 그리고 특히 혈관에 좋은 피토케미컬 성분인 '리코펜(lycopene)'을 함유하고 있다.

리코펜은 뛰어난 항산화작용을 발휘하여 유해 콜레스테롤의 산화를 방지함으로써 동맥경화를 예방하고 심장 질환의 발병 위험을 감소시킨다. 더불어 항암작용을 하여 주 7회 이상 토마토를 먹는 사람은 주 2회 이하로 먹는 사람에 비해 위암과 대장암의 위험이 현저하게 낮은 것으로 알려졌다.

이 스프는 토마토의 새콤함과 채소의 달콤함에 후추의 매콤함이 더해져 독특한 맛을 낸다. 한편, 치킨스톡 큐브는 화학조미료가 들어 있지 않은 것을 선택하도록 하자.

토마토 피토케미컬 스프

[재료]

양배추 4분의 1개, 당근 1개, 양파 1개, 토마토 5개, 감자 1개, 마늘 3~5조각, 셀러리 1대, 치킨스톡 큐브 2개, 올리브오일 2큰술, 굵게 간 후추 조금, 물 적당량

[만드는 법]

① 피토케미컬 스프를 만들 때와 마찬가지로 두꺼운 냄비를 준비한다. 올리브오일을 두르고 잘게 썬 마늘을 넣고 약한 불에서 볶는다.

② 마늘의 좋은 향이 나면 잘게 썬 양파를 첨가해 볶는다. 양파가 익으면 굵직하게 썬 당근과 셀러리를 넣고 갈색이 될 때까지 볶는다.

③ 깍둑썰기한 토마토를 넣고 잼 형태가 될 때까지 볶았다면 굵게 간 후추를 뿌린다. 후추를 조금 많이 넣으면 맛이 좀 더 두드러진다.

④ 2cm폭으로 자른 양배추, 깍둑썰기한 감자를 냄비에 넣고 채소가 완전히 잠길 정도의 물과 치킨스톡을 넣는다. 뚜껑을 덮지 않고 채소가 물러질 때까지 끓이면 완성이다.

내장지방을 줄이는 식사법

CHAPTER 04

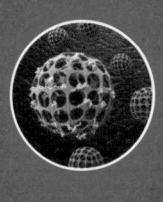
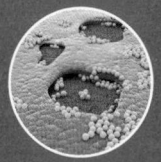
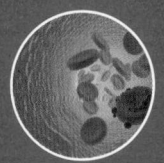
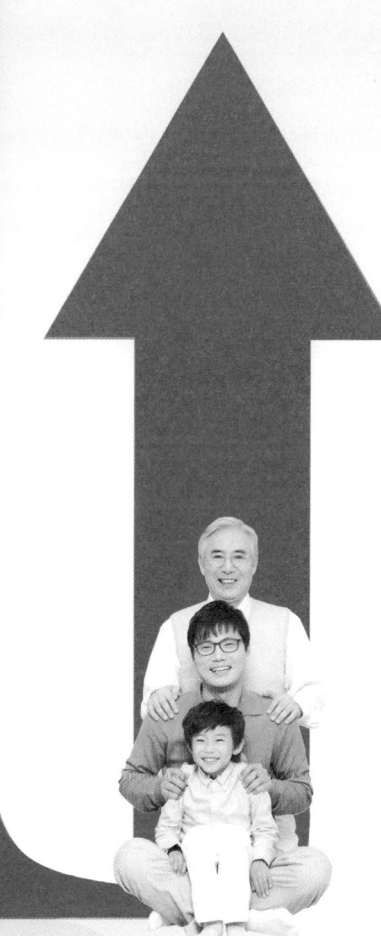

살이 찌면 혈관사고의 위험이 증가한다

비만은 외모적으로 마이너스일 뿐 아니라 혈관사고의 원인이 되기도 한다. 이 장에서는 비만의 예방법에 관해 살펴보도록 하겠다.

살이 찌면 왜 혈관사고의 위험이 증가할까?

살이 쪄도 심장의 크기나 혈관의 굵기에는 변화가 없다. 혈액의 양도 살이 찌기 전과 동일하다. 다시 말해 살이 찌는 만큼 심장과 혈관이 받는 부담이 증가해 혈압이 상승하게 되는 것이다.

체중이 1kg 증가하면 일반적으로 혈압은 1~1.5mmHg 올라간다고 한다. 비만인 사람은 그렇지 않은 사람에 비해 고혈압에 걸릴 확률이 두세 배 높다고 한다. 그러므로 살이 찐 사람은 혈관을 위해서도 체중감량에 돌입해야 한다.

비만이란 단순히 몸무게가 많이 나가는 것이 아니라 불필요한 체지방이 지나치게 많이 축적된 상태를 가리킨다. 체지방계로 체지방률(체지방이 몸무게에서 차지하는 비율)을 검사하여 남성은 20%, 여성은 25%가 넘으면 비만일 가능성이 높다. 뒤에서 설명하겠지만, 비만인 사람에게서 혈관사고가 증가하는 이유는 이 불필요한 체지방이 몸에 나쁜 영향을 미치기 때문이다.

체지방률을 모를 때는 키와 몸무게로 산출하는 'BMI(체질량지수)'로 비만도를 측정한다. BMI는 몸무게(kg)를 키(m)로 두 번 나눈 값이다. 몸무게 75kg에 키 170cm라면 $75 \div 1.7 \div 1.7 ≒ 26$으로 계산된다.

일본비만학회는 BMI 25 이상을 비만으로 보고 있다. 예를 들면 BMI 18.5 미만은 '저체중', BMI 18.5~25 미만이 '보통체중', BMI 25~30 미만은 '과체중'으로 정의하고 있다. 일본에서는 BMI 25 이상의 비만인구가 남성의 약 30%, 여성의 약 20%에 달한다.

한편, 비만도 건강에는 나쁘지만 저체중인 사람도 정상 체중인 사람에 비해 사망률이 높다. 5년만에 개정된 『일본인 식사섭취기준(2015년판)』에서는 나이대별로 목표로 하는 BMI를 제시하고 있다. 18~49세는 BMI 18.5~24.9, 50~60세는 BMI 20.0~24.9, 70세 이상은 BMI 21.5~24.9라고 한다. BMI로 목표체중을 구할 때는 '키(m)×키(m)×이상적인 BMI'의 식으로 역산한다. 예컨대 키 170cm에 목표 BMI가 22인 경우에는 $1.7 \times 1.7 \times 22 ≒ 63.6kg$이 목표체중이 된다.

누구나 한두 번은 다이어트를 시도해 본 경험이 있을 것이다. 그리고 그에 못지않게 실패를 맛본 사람도 많을 것이다. 필자가 추천하는 다이어트는 억지로 배고픔을 참지 않아도 되는, 누구나 실천할 수 있는 간단한 방법이다. 이 장에서는 BMI 25 이상의 비만자와 그 예비군을 위해 칼로리 계산도 격렬한 운동도 필요 없는 누구나 쉽게 지속할 수 있는 다이어트 방법을 제안하려고 한다.

'수박형' 체형은 위험!

비만이란 체지방이 지나치게 많이 축적된 상태를 말하며, 체지방은 그 유형에 따라 두 가지로 나뉘는데 혈관에 미치는 영향이 각각 다르다. 다시 말해 체지방의 축적 유형은 혈관에 위험한 유형과 그렇지 않은 유형으로 구분된다.

체지방의 두 유형을 각각 '피하지방'과 '내장지방'이라 한다. 피하지방은 피부 밑에 축적되는 체지방이며 내장지방은 복부 내부의 내장 주변에 축적되는 체지방을 가리킨다. 이 중에 혈관에 위험한 유형은 내장지방이다.

체지방은 우선 피하지방으로 축적된다. 피하지방은 단열재와 쿠션재 기능을 하여 체온을 유지하거나 외부의 충격으로부터 몸을 보호한다. 특히 여성은 임신을 하면 태아를 보호하기 위해 여성 호르몬의 영향으로 피하지방이 남성보다 많이 축적된다. 여성 호르몬이 적은 남성(남성도 여성 호르몬은 소량 분비된다)은 그만큼 피하지방보다 내장지방이 쉽게 축적되는 경향이 있다. 한편, 여성은 폐경을 맞아 여성 호르몬이 감소하면서 내장지방이 축적되기 쉬운 몸으로 변한다.

살이 지나치게 쪄 피하지방이 가득 쌓이면 복부 내부에도 체지방이 축적되어 내장지방이 늘어난다. 내장지방도 적당히 쌓이면 해가 되지 않지만 배가 불룩하게 나올 정도로 쌓이면 몸 전체에 나쁜 영향을 미치게 되는데 바로 '유해 호르몬' 분비가 그 대표적이다.

지방조직은 단순한 체지방의 저장고로서뿐 아니라 호르몬의 일종인 '아디포사이토카인(adipocutokines)'이란 신호물질을 분비하기도 한다. 콜레스테롤과 마찬가지로 이 호르몬도 '유익'과 '유해'로 나뉜다. 배가 불룩하게 나올 정도로 내장지방이 축적되면 유익 호르몬이 감소하고 유해 호르몬이 증가한다. 이 유해 호르몬 속에 신장에 영향을 주어 혈압을 상승시키는 물질이 들어 있다. 이것이 살이 찌면 혈압이 오르고 혈관사고를 증가시키는 하나의 요인이 되고 있다.

BMI 25 이상인 사람은 피하지방으로 살이 쪘는지, 내장지방으로 살이 쪘는지를 체크해 보자. 손으로 집을 수 있는 것은 피하지방이며 배를 안쪽에서 밀어내는 잡히지 않는 지방은 내장지방이다.

복부 단면을 컴퓨터 단층촬영(CT)을 하면 피하지방에 살이 찐 사람은 호박과 같이 피하지방이 두툼하지만 내장지방에 살이 찐 사람은 수박과 같이 피하지방이 얇고 내장지방이 빵빵하게 부풀어 있다. 배가 나온 모양은 동일해도 내장지방이 많은 '수박형' 쪽이 피하지방이 많은 '호박형'보다 위험한 것이다.

내장지방은 유해 호르몬을 분비한다

2014년 5월 세계보건기구(WHO) 총회 때의 일을 소개하겠다. 국제연합기구(UN)에서 식량문제를 담당하는 특별보도관이 "비만은 흡연보다 무서운 전 세계 인구의 건강을 해치는 위협적 존재다."라고 호소하고 나섰다. 그는 담배의 위험성에 대해 전 세계가 하나가 되어 규제했듯이 (살이 잘 찌지 않는) 적절한 식사에 대해 과감한 규제의 틀을 만들어야 한다고 주장했다.

UN의 담당자가 이렇게까지 위기감을 느낀 이유는 내장지방이 쌓이는 비만(내장지방형 비만)이 혈관사고를 비롯한 다양한 생활습관병을 유발하기 때문이다. 이른바 '대사증후군'을 일컫는 것으로, 확실히 동맥경화가 진행되어 혈관사고가 발생할 위험이 상승된다.

비만을 방치하면 동맥경화가 진행되는 이유는 내장지방에 있다. 앞에서 과도하게 축적된 내장지방은 혈압을 올리는 유해 호르몬을 분비한다고 했는데, 비대한 내장지방은 그 이외의 유해 호르몬도 분비한다. 아래 표에 내장지방이 분비하는 주요 유해 호르몬을 정리해 놓았다.

내장지방이 분비하는 주요 유해 호르몬과 그 작용

안지오텐시노겐(Angiotensinogen)
- 혈관을 수축시켜 혈압을 상승시킨다.

PAI-1(Plasminogen Activator Inhibitor-1)
- 혈전이 쉽게 만들어져 동맥경화를 진행시킨다.
- TNF-α(tumor necrosis factor-alpha) : 혈관벽의 염증 유발 및 인슐린의 기능을 악화시켜 혈당수치를 상승시킨다.
- 레지스틴(resistin) : 인슐린의 기능을 악화시켜 혈당수치를 상승시킨다.

비대한 내장지방이 분비하는 유해 호르몬은 혈압과 혈당치를 높여 위험한 상태를 만드는데, 이들은 모두 혈관의 노화를 진행시키는 동맥경화의 위험인자이다.

그런데 내장지방은 유해 호르몬뿐 아니라 유익 호르몬도 분비한다. '아디포넥틴(adiponectin)'이란 물질이다.

아디포넥틴은 건강한 체내 환경을 만들어 주는 슈퍼스타이다. 내장지방을 비롯한 불필요한 체지방의 연소를 촉진시키고 혈당수치를 떨어뜨리는 인슐린의 기능을 개선하는 등 다방면에 걸쳐 효능을 발휘한다.

그런데 유감스럽게도 수박형으로 살이 쪄 유해 호르몬이 분비될 정도로 내장지방이 과잉축적되면 유익 호르몬인 아디포넥틴의 분비가 억제된다고 한다.

대사증후군은 혈관사고의 위험도를 몇십 배나 더 높인다

배가 불룩해질 정도로 내장지방이 과잉축적되면, 그 내장지방에서 혈압을 상승시키고 혈관의 노화를 진행시키는 물질이 분비된다.

배꼽 높이에서 재는 허리둘레가 남성 85cm, 여성 90cm를 넘으면 '내장지방형 비만'으로 진단 내릴 수 있다. 내장지방형 비만이 원인이 되어 고혈압, 고혈당, 이상지질혈증 중 하나 이상의 증상이 겹친다면 대사증후군으로 진단할 수 있다. 그리고 대사증후군의 경우, 혈관의 노화를 가속시키는 동맥경화가 진행되고 있음을 의심할 수 있다.

대사증후군을 판단하는 허리둘레의 기준에 찬반양론이

있지만 현 단계에서는 타당한 것으로 봐야 할 것이다. 그리고 그 기준이 남성보다 여성에게 다소 너그러운 것은 여성 호르몬의 영향으로 내장지방보다 피하지방이 축적되기 쉽기 때문이다.

다음의 표에 대사증후군의 진단 기준을 제시해 두었다. 해당되는 항목이 없는지 체크해 보자.

대사증후군 진단기준

[내장지방 축적]
허리둘레 남성 85cm 이상, 여성 90cm 이상
+
다음 세 항목 중 두 개 이상 해당되는 경우
[고혈당]
공복혈당 110mg/dl 이상
[고혈압]
수축기(최고)혈압 130mmHg 동시에/또는 이완기(최저)혈압 85mmHg 이상
[이상지질혈증]
중성지방 150mg/dl(고중성지방혈증) 동시에/또는 HDL 콜레스테롤 40mg/dl 미만(저 HDL 콜레스테롤혈증)

내장지방형 비만, 고혈압, 고혈당, 이상지질혈증 중 어느 한 가지만 앓고 있더라도 동맥경화가 발생할 위험이 있으며, 이들 위험인자를 가지고 있지 않은 사람에 비해 심장 질환에 걸릴 위험이 약 다섯 배나 높아진다.

하물며 대사증후군과 같이 여러 개의 증상이 복합적으로 나타난다면 그 위험성은 말로 하지 않아도 알 수 있을 것이다.

대사증후군은 '1+1=2'라는 공식이 적용되지 않는다. 두 가지 증상이 겹치면 심한 경우 약 여섯 배, 서너 개 겹치면 위험도는 약 서른여섯 배가 된다.

일본에는 40~74세의 남성 두 명 중 한 명, 여성은 다섯 명 중 한 명이 대사증후군이거나 그 예비군으로 추정된다.

40대 이후에는 특정 검진, 보건지도(대사증후군 검진)를 받고 대사증후군의 유무를 체크하여 동맥경화의 진행 정도를 자각할 수 있도록 하자.

살찐 사람은 자는 동안에도 혈압이 올라간다

살이 찐 사람에게 혈관사고가 일어나기 쉬운 이유를 또 한 가지 소개하도록 하겠다. 그것은 자는 동안에도 혈관이 쉽게 손상되기 때문이다. 원인의 하나로는 '수면무호흡증후군(sleep apnea syndrome, 이하 SAS라 함)'이 있다.

SAS는 잠을 잘 때 호흡이 10초 이상 멈추는 '무호흡'이나 호흡량이 감소하는 '저호흡'이 7시간 동안 30회 이상 또는 1시간에 5회 이상 반복되는 병이다. 미국에는 약 1,200만 명, 일본에는 약 200만 명이 있는 것으로 추정되고 있다.

SAS는 공기가 다니는 기도가 좁아지거나 완전히 막혀서 발생한다. 똑바로 누우면 중력으로 목의 근육이나 혀가 처지는데 이때 기도의 내강이 지름 1.5cm 정도밖에 되지 않아 쉽게 막히는 것이다.

SAS의 신호는 '코골이'이다. 좁아진 기관을 공기가 억지로 드나들면 코골이 소리가 커지고 기도가 완전히 막히면 코골이가 멈추고 호흡도 정지된다. 호흡이 정지되면 곤란하므로 뇌가 잠에서 깨어 서둘러 호흡을 한다. 이것은 물속에서 장시간 숨을 멈춘 후 수면으로 나와 빨리 산소를 들이마시기 위해 하는 격렬한 호흡에 비유할 수 있다.

이처럼 '코골이 → 호흡 정지 → 호흡 재개 → 코골이'를 하룻밤 내내 반복하면 본인은 잠을 잤다고 생각하지만 호흡이 멈출 때마다 뇌가 잠에서 깨어나므로 수면부족에 빠지게 된다. SAS에 걸리면 졸음운전을 할 확률이 높아지고, 중증 SAS 환자가 졸음운전으로 사고를 일으킬 위험도가 그렇지 않은 사람에 비해 약 세 배나 높다고 한다.

SAS는 낮에 졸음이 쏟아질 뿐 아니라 무서운 합병증을 동반한다.

일반적인 수면상태에서는 신체기능을 자동으로 조절하는 자율신경 중에서도 긴장을 풀고 휴식을 하는 '부교감신경'이 우위가 되지만 SAS의 경우에는 몸을 긴장시키는 '교감신경'이 우위에 놓이게 된다. 교감신경은 혈관을 수축시키는 작용을 하므로 심장과 혈관에 스트레스를 주어 쉽게 혈압이 올라가고 이것은 동맥경화로 진행된다. 미국에서 실시된 대규모 연구결과에 따르면 SAS 환자가 4년 후에 고혈압에 걸릴 위험은 그렇지 않은 사람에 비해 최대 약 2.9배나 높았다.

SAS 치료에는 '지속양압호흡요법(CPAP)'이 효과적이다. 이것은 코에 장착한 마스크를 통해 가압한 공기를 주입하여 자는 동안에 기도를 확장시켜 폐색을 예방하는 치료법이다. 일정 조건이 만족되면 건강보험을 적용받을 수 있다. 동시에 비만을 해소하는 노력도 잊지 말아야 한다.

과잉 인슐린은 비만과 암세포의 성장을 돕는다

일본인의 사망원인 1위는 암이다. 이미 앞에서 말했듯이 세 명 중 한 명은 암으로 사망하며 두 명 중 한 명은 일생에 한 번은 암에 걸린다고 한다.

이 책은 혈관사고에 의한 심장병과 뇌졸중 예방을 주제로 하고 있지만 혈관사고를 줄이기 위한 체중감량은 암 예방에도 큰 도움이 된다. 왜냐하면 살이 찌면 암에 걸릴 확률이 높아지기 때문이다.

2007년 미국 대통령 암자문위원회는 암에 의한 사망률이 비만 남성의 경우 약 50%, 비만 여성의 경우는 약 60% 높아진다는 보고를 내놓았다. 이어 2009년 미국 암연구협회는 지방과다(≒비만)로 암이 발생하는 건수가 연간 10만 건을 넘는다는 조사결과를 공표했다.

부위별로 보면 자궁내막암의 49%, 식도암의 35%, 췌장암의 28%, 신장암의 24%, 담낭암의 21%, 유방암의 17%가 지방과다가 원인인 것으로 추정되고 있다.

암은 복잡계(complex system)여서 하나의 원인만으로 발생해 생명을 앗아가지는 않는다. 하지만 그 배경에 비만이 있는 것은 분명하다. 비만과 암의 상관관계를 이해하는 데 꼭 필요한 것이 췌장이 분비하는 호르몬 '인슐린'이다.

인슐린은 여분의 당질이 체지방으로 합성되는 것을 촉진하기 때문에 '비만 호르몬'이란 별명을 가진다. 에너지로 쓰이고 남은 당질이 체지방으로 축적되어 살이 찐 사람 중에는 이 인슐린이 대량으로 분비되는 경우가 적지 않다. 살이 찌면 인슐린의 효능이 떨어지므로 '효과가 없으니 좀 더 분비하자.'라며 췌장이 분발한 결과, 체내 인슐린의 분비량이 일반적인 경우보다도 많아지는 것이다.

인슐린은 혈당 수치 감소, 체지방 축적 외에도 중요한 역할을 한다. 예컨대, 인슐린은 성장인자의 일종으로 세포의 성장을 돕는다. 인슐린은 정상적인 세포와 암세포를 구별하지 못하기 때문에 비만 탓에 일반인보다 인슐린이 많이 분비되면 본의 아니게 정상세포뿐 아니라 암세포의 성장까지 촉진시킬 위험성이 있는 것이다.

또한, 살찐 사람뿐 아니라 BMI 18.5 이하의 지나치게 마른 유형도 표준체중인 사람에 비해 암에 걸리기 쉽다는 조사결과가 있다.

채소 중심의 식생활을 하며 필요한 영양소를 고르게 섭취해 비만이나 저체중이 아닌 건강한 체형을 유지할 수 있도록 노력하자.

식사만 제한해서는 살을 뺄 수 없다

지금까지 비만과 혈관사고 및 암의 관계를 살펴보았는데 앞으로는 비만을 해소하고 혈관 나이를 되돌릴 수 있는 구체적인 방법을 제안하겠다.

체지방을 줄이려면 다이어트가 효과적이라 한다. '다이어트'의 원래 의미는 '식사'지만 현재는 체중이나 체지방률을 낮추기 위해 식사량이나 칼로리를 줄이는 방법을 전체적으로 가리키고 있다.

확실히 살이 찌는가, 빠지는가는 식사로 섭취하는 칼로리와 운동으로 소비하는 칼로리의 균형으로 결정된다. 섭취 칼로리가 소비 칼로리를 초과하면 에너지 수지가 흑자가 되어 흑자분만큼 체지방으로 축적되어 살이 찌게 된다. 살을 빼려면 다이어트를 통해 섭취 칼로리를 소비 칼로리보다 낮추어 에너지 수지를 적자로 만들고 그 적자를 메우기 위해 축적되어 있는 체지방을 소비하게 하는 것이 지름길이다.

하지만 식사량과 칼로리를 줄이는 다이어트만으로는 원하는 만큼 살이 빠지지 않을 뿐 아니라 원래 체중이나 체지방률을 초과하는 '요요현상(rebound)'이 생길 수도 있다. 그 이유는 두 가지이다.

첫째, 칼로리를 정확하게 파악하는 것은 높은 장애물을 넘어야 하는 매우 힘든 작업이다. 섭취한 칼로리를 기록하는 '레코딩 다이어트(Recording Diet)' 방법이 유행한 적이 있는데 이것은 꽤나 성실한 사람이 아니면 지속할 수 없는 방법이라 생각한다. 단기간이라면 분발해서 실천한다고 해도 장기간 계속하는 것은 현실적으로 쉽지 않다. 칼로리를 조절해 단기적으로 살이 빠진다 해도 계속하지 않으면 모든 노력이 수포로 돌아가고 마는 것이다.

둘째, 섭취 칼로리를 큰 폭으로 줄이면 대사가 낮아질 우려가 있다. 섭취 칼로리를 줄이면 몸은 기아상태에 빠졌다고 착각하여 근육을 구성하고 있는 단백질까지 분해해 부족한 칼로리를 보충하려 하기 때문이다.

근육이 감소하면 기초대사가 낮아진다. 꼼짝 않고 누워 있는 안정 시에도 소비하는 기초적인 활동 에너지를 '기초대사'라 부른다. 안정 시의 에너지라고 하면 가전의 대기전력과 같이 소량이라고 생각하기 쉽지만 기초대사는 하루 총 소비 칼로리의 70% 정도를 차지한다. 근육은 정지상태에서 저속회전(idling)을 하는 엔진과 같이 안정 시에도 체온을 유지하기 위해 열을 생산해 내고 있다. 기초대사의 20~30%를 근육이 담당하고 있는 것이다.

근육이 감소하면 기초대사가 낮아지고 필요한 소비 칼로리도 감소한다. 다이어트는 평생 계속할 수 없다. 식생활을 평소대로 되돌리면 소비 칼로리의 감소분만큼 에너지 수지가 흑자가 되어 살이 찌게 된다. 이것이 요요현상의 구조이다.

채소부터 먹는 '베지터블 퍼스트'라면 확실히 살이 빠진다

식사량과 칼로리를 조절하는 다이어트를 하지 않고 어떻게 살을 뺄 수 있을까? 그 열쇠를 쥐고 있는 것은 다름 아닌 채소다.

후생노동성은 하루에 350~400g의 채소를 먹도록 지도하고 있다. 종류에 따라 다르지만 그 양을 먹었을 때 섭취되는 칼로리는 주먹밥 한 개(약 150~200kcal) 정도라 한다. 채소를 먹어 살이 찌는 일은 없으므로 안심하고 듬뿍 먹도록 하자.

채소부터 먼저 먹는 식사법을 '베지터블 퍼스트(vegetable+first)', 줄여서 '베지 퍼스트'라고 부른다. 베지 퍼스트를 실천하면 귀찮은 칼로리 계산을 하거나 먹고 싶은 것을 참지 않아도 자연스럽게 다이어트를 할 수 있다.

아침식사 메뉴가 빵과 햄에그, 채소 샐러드인 양식이라면 채소 샐러드부터 먼저 먹는다. 점심으로 생선구이 정식을 먹는다면 나물이나 채소가 들어간 된장국부터 숟가락을 가져간다. 저녁식사에 찌개가 나왔다면 역시 찌개의 건더기인 채소부터 먹기 시작한다.

이처럼 채소부터 먹으면 배가 부르기 때문에 자연스럽게 과식을 하지 않게 되어 적당히 포만감을 느끼면서도 불필요한 칼로리 섭취를 막을 수 있다.

채소가 주는 포만감 효과의 비밀은 채소에 함유되어 있는 식이섬유에 있다. 복습을 하자면, 식이섬유란 사람의 소화효소로는 분해하기 어려워 영양이나 칼로리를 거의 얻을 수 없는 식품 속의 섬유질을 말한다. 식이섬유에는 물에 녹는 수용성과 물에 잘 녹지 않는 불용성이 있다. 채소에는 불용성이 많지만 수용성도 함유되어 있다.

수용성 식이섬유는 소화관을 천천히 이동하여 당질의 흡수를 완만하게 하므로 혈관 등을 손상시키는 혈당 수치의 급격한 상승을 억제한다. 불용성 식이섬유는 수분을 흡수하면 팽창하여 소화관의 벽을 자극하므로 변통을 촉진시킨다.

또한, 3장에서 소개한 것처럼 채소에는 혈관을 지켜 주는 피토케미컬이 듬뿍 들어 있다. 채소를 먼저 먹는 습관을 들이기만 해도 살이 빠지는 데다 혈관의 노화를 예방하여 몸속부터 젊어질 수 있는 것이다.

식이섬유 외에도 채소는 많은 수분을 함유하고 있다. 예컨대, 일본인의 식탁에 자주 오르는 무, 양배추, 시금치, 토마토, 배추, 콩나물과 같은 채소는 모두 90% 이상이 수분이다. 수분은 물론 칼로리가 제로이므로, 채소를 먼저 배 속에 넣어 든든하게 하면 과식할 우려도 없다. 엄밀히 말해 채소는 아니지만 버섯이나 해조류도 채소와 마찬가지로 먼저 먹도록 하자.

칼로리보다 혈당지수(GI)에 주목하라

일본인은 식사를 통해 섭취하는 칼로리 중 절반 이상을 밥과 빵, 국수 등의 주식을 통해 얻는다. 때문에 주식의 섭취 방법은 몸무게와 체지방을 줄이는 데 중요한 포인트라 할 수 있다.

주식의 주요 성분은 '당질(탄수화물)'이다. 당질은 몸의 기본적인 에너지원이 되는 영양소로 지질(지방), 단백질과 나란히 3대 영양소 중 하나이다. 주식을 통해 많은 양의 당질을 섭취하면 혈당치가 급격하게 상승하고 그 결과 에너지로 채 사용되지 못한 당질이 중성지방으로 축적된다. 따라서 살을 빼려면 혈당치를 쉽게 올리지 않는 당질의 섭취가 중요하며 주식의 칼로리가 아닌 혈당치를 빠르게 올리는가, 그렇지 않은가 하는 점에 신경을 써야 한다.

이때 기준이 되는 지표가 식후 혈당치의 상승 정도를 가리키는 'GI 지수(glycemic index)'이다. GI 지수가 높은 식품일수록 혈당치를 빠르게 상승시키고 쉽게 살이 찌게 한다. 반대로 GI 지수가 낮은 식품일수록 혈당치가 쉽게 오르지 않고 살이 쉽게 빠지게 한다. 지금부터 그 이유에 관해 설명하겠다.

당질은 체내에서는 포도당으로 소화, 흡수된다. 혈액 속에 함유되어 있는 포도당의 농도가 혈당치이다. 그리고 이 혈당치가 급격하게 상승하면 췌장에서 인슐린이란 호르몬이 분비되는데 이 인슐린은 섭취한 당질을 근육이나 심장 등에 흡수시켜 혈당치를 정상 수준까지 낮추려 한다. 하지만 주식으로 한 번에 많은 당질을 섭취하면 근육과 심장 등에서는 모두 받아들이지 못하고 결국 최종적으로 당질을 흡수하는 것은 피하지방과 내장지방 등의 지방조직이다.

GI 지수가 높은 주식일수록 다량의 인슐린을 분비하고 당질은 체지방으로 쉽게 변화된다. 반대로 GI 지수가 낮은 주식일수록 인슐린 분비가 억제되어 당질이 체지방으로 쉽게 변하지 않는다. 이런 이유에서 인슐린은 '비만 호르몬'이란 별명을 가지고 있다.

주식의 GI 지수가 높은가, 낮은가는 '색'을 기준으로 하면 간단히 알 수 있다. 대체로 흰색 주식은 GI 지수가 높은 편으로 살이 찌기 쉽고, 갈색에서 검은색을 띠는 주식은 GI 지수가 낮아 쉽게 살이 찌지 않는다. 구체적으로 밥은 흰쌀보다 현미나

잡곡, 빵은 식빵보다 호밀빵이나 흑빵, 메밀국수는 메밀 낟알을 그대로 사용한 검은색 메밀국수 쪽이 GI 지수가 낮아 인슐린 분비를 억제하여 쉽게 살이 빠진다. 다이어트를 위해서는 정제하지 않은 검은색 곡물을 선택하도록 하자.

갈색 내지 검은색을 띠는 주식의 GI 지수가 낮은 이유는 식이섬유가 남아 있기 때문이다. 식이섬유는 소화가 되지 않기 때문에 당질 흡수가 천천히 진행되어 혈당 수치를 급격히 상승시키지 않는다. 결국 비만을 초래하는 인슐린의 분비가 억제되는 것이다. 식이섬유가 풍부한 채소부터 먹는 '베지 퍼스트'와 마찬가지로 그 뒤에 먹는 당질의 흡수를 억제하는 효과가 있다.

감칠맛을 조합하면 소량으로도 포만감을 느낄 수 있다

살을 빼려면 배가 부를 때까지 먹지 않고 다소 적게 먹는 식습관이 기본이 되어야 한다. 이를 위해서는 채소부터 먼저 먹는 베지 퍼스트가 효과적이지만 또 다른 요령은 '감칠맛'을 살린 식사를 하는 것이다.

감칠맛이란 유네스코의 무형문화유산에도 등록된 일본

식의 특징 중 하나이다. 일본에서는 천 년 이상의 오랜 시간에 걸쳐 감칠맛을 적절히 사용하는 식문화가 발달했는데 2002년에는 혀에 감칠맛을 느끼는 센서가 있다는 사실이 발견되면서 과학적으로도 단맛, 짠맛, 신맛, 쓴맛의 미각에 이어 '제5의 미각'으로 널리 인정받게 되었다.

감칠맛은 맛을 느끼게 하는 성분으로, 최근에는 다이어트 효과가 있다고 알려졌다. 감칠맛이 나는 요리는 그 감칠맛 성분이 뇌의 포만중추를 자극하여 포만감을 유도한다는 사실이 밝혀진 것이다.

주요 감칠맛 성분으로는 글루탐산(glutamic acid), 이노신산(inosinic acid), 구아닐산(guanylic acid) 세 가지가 있다. 각각의 성분을 함유하고 있는 식품을 다음의 표로 소개한다.

글루탐산은 단백질을 구성하고 있는 아미노산의 일종이며 이노신산과 구아닐산은 세포 속에 들어 있는 핵산의 일종이다. 한편 글루탐산은 모유에도 들어 있는 성분으로, 감칠맛은 바로 어머니의 맛인 것이다.

다시마의 글루탐산과 가다랑어포의 이노신산이 만나면 국물의 깊은 맛이 증가하는데 감칠맛 성분은 서로 합쳐지면 상승효과가 일어 감칠맛이 몇 배나 더 깊어지는 것을 알 수 있다. 여러 감칠맛 성분을 혼합하면 좀 더 소량으로 포만감을 느끼게 되고 과식을 피할 수 있게 된다.

다이어트를 성공적으로 이끄는 3대 감칠맛 성분

글루탐산
다시마, 김, 토마토, 배추, 정어리, 가리비, 파르메산 치즈
이노신산
가다랑어포, 말린 멸치, 전갱이, 고등어, 도미, 새우, 육류(소고기, 돼지고기, 닭고기)
구아닐산
말린 표고버섯, 버섯류, 육류(소고기, 돼지고기, 닭고기)

감칠맛을 끌어낸다면 글루탐산이 많은 토마토 등의 식물성 식품과 이노신산이 많은 어패류나 육류를 함께하는 것이 최고의 배합이다. 이렇게 하면 지방분, 염분, 당분 등으로 잔뜩 맛을 내지 않고 조금 적게 먹어도 위와 뇌를 매우 흡족하게 만족시킬 수 있을 것이다.

CHAPTER 05

노화를 촉진하는 '먹지 말아야 할 메뉴'

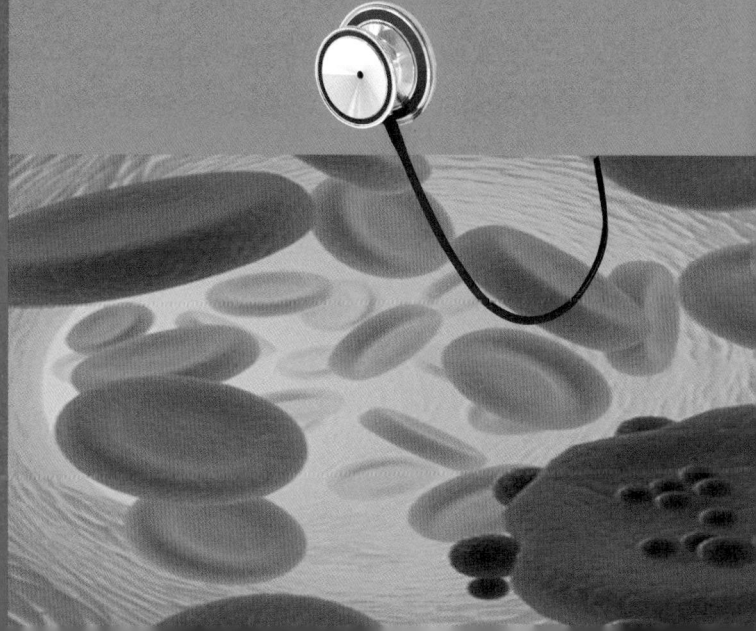

패스트푸드는 '먹는 플라스틱'

채소나 과일은 피토케미컬을 섭취할 수 있어 매 끼니 빼놓지 않고 먹을수록 좋은 식품이지만 혈관을 위해서는 피해야 할, 섭취하지 말아야 할 성분이 들어 있는 식품도 있다. 이 장에서는 그런 '피하기만 해도 혈관이 건강해지는 식품과 영양소'를 소개하겠다.

그 첫 번째가 '트랜스지방산'이다. 트랜스지방산은 식물기름을 고온에서 처리할 때 발생한다. 소고기 등의 자연식품에도 소량 들어 있지만 문제는 인공적으로 만들어진 트랜스지방산으로, 별명이 '먹는 플라스틱'이다. 트랜스지방산을 과잉섭취하면 혈관의 노화가 진행되어 심장 질환의 위험을 높인다고 한다.

트랜스지방산은 식물기름 등에 수소를 첨가하여 고형화한 지질에 많이 들어 있다. 구체적으로 말하자면 마가린, 팻 스프레드(지방함유율을 낮춘 마가린), 쇼트닝 등이다. 이것은 과자류나 패스트푸드에 함유되어 있다. '마가린은 식물성이므로 동물성 버터보다 몸에 좋다.'라는 속설이 있는데 그것은 엄청난 오해이다.

'트랜스지방산 같은 건 먹지 않으니까 나와는 상관없는 이야기다.'라고 생각하는 것도 큰 착각이다. 유럽이나 미국과 달리 2014년 현재의 일본에서는 트랜스지방산의 표시 의무가 없기 때문에 어떤 식품이 어느 정도의 트랜스지방산을 함유하고 있는지 알 수 없는 것이다. 영양성분표시를 보았을 때 마가린, 팻 스프레드, 쇼트닝이란 표기가 있으면 주의하도록 하자.

세계보건기구(WHO)와 국제연합식량농업기구(FAO)도 트랜스지방산의 섭취량을 1일 섭취 칼로리의 1% 미만으로 제한할 것을 권고하고 있다. 이것을 일본인의 섭취 칼로리로 환산하면 1일 2g 미만이 목표 수치이다. 일본인이 섭취하는 트랜스지방산이 1일 평균 1g 정도라고 하는데, 도쿄대학 등이 실시한 연구에서는 30~40대 여성의 30% 이상이 과자 등을 통해 총 칼로리의 1%가 넘는 트랜스지방산을 섭취한다고 지적하고 있다.

농림수산성에 따르면 마가린, 팻 스프레드, 쇼트닝 각각의 100g에 들어 있는 트랜스지방산의 양은 다음의 표와 같다.

트랜스지방산 함유량(100g당)

품목	트랜스지방산 함유량(g)
마가린	0.94~13.0
팻 스프레드	0.99~10.0
쇼트닝	1.2~31.0

블랙으로 마시는 커피는 건강에 효과가 있다

일본의 카페나 커피전문점 중에는 커피에 설탕이나 커피 화이트너를 원하는 만큼 넣을 수 있는 곳이 적지 않은데 가능한 한 두 가지 다 넣지 않는 것이 바람직하다.

커피 화이트너를 우유나 유제품이라고 이해하는 사람이 많은데 그것은 슬픈 착각이다.

대부분의 커피 화이트너의 정체는 싸고 질이 나쁜 식물기름과 물을 섞어 하얗게 유화시켜 우유처럼 만든 것이다. 문부과학성의 「일본식품표준성분표」에도 '유류(유제품)'의 항목에 들어 있지만 대부분은 유제품도 그 무엇도 아니다.

커피 화이트너에는 혈관사고의 위험도를 높이는 포화지방산과 콜레스테롤이 들어 있다. 뿐만 아니라 유화제, 증점안정제, 향료, 색소 등 다수의 첨가물도 혼합되어 있다. 작고 귀여운 컵에 담겨 있는 커피 화이트너는 순결무구한 존재처럼 보이지만 위험을 가득 안고 있다.

커피 화이트너 옆에는 스틱 모양의 정제설탕과 조금 큰 컵에 들어 있는 검시럽이 놓여 있다. 이것도 원하는 만큼 기호에 따라 넣을 수 있다.

정제설탕이란 고운 가루형태로 결정화된 설탕이며 검시럽은 과당포도당액당(이성질화당) 또는 설탕을 물에 녹이고 아라비아검 분말을 첨가하여 끓인 것이다.

전자는 따뜻한 커피에, 후자는 아이스커피에 즐겨 사용되는데 두 당류 모두 체내에 잘 흡수되도록 가공되었기 때문에 혈당치를 급격하게 높여 혈관의 스트레스를 증가시키고 노화를 촉진한다.

커피 화이트너나 설탕, 시럽도 한 번이나 두 번 정도 사용한다면 크게 소란을 피울 만한 문제 식품은 아니지만 커피를 좋아해 매일 카페나 커피전문점을 찾는 사람이라면 주의해야 한다.

단, 커피 그 자체는 건강에 좋은 다양한 효능을 지닌 식품이다.

커피에는 폴리페놀의 일종인 '클로로겐산(Chlorogenic acid)'이란 피토케미컬이 들어 있어, 마시고 30~60분 정도 지나면 항산화작용을 한다. 또한 커피의 카페인은 혈관 노화를 초래하는 '염증'을 억제하는 항염증작용을 하므로 항산화작용과 더블 효과를 일으켜 동맥경화 진행에 제동을 건다. 향이 좋은 커피는 가능한 한 블랙으로 마시도록 하자.

오래된 건어물은 산화유 덩어리

등푸른 생선 등 생선에는 혈관 나이를 젊게 만드는 단백질과 혈관의 노화를 예방하는 양질의 기름이 함유되어 있다. 어패류의 섭취량을 늘렸으면 하는 바람이지만 일본인의 생선 기피 경향은 심각한 지경이다.

사방이 바다로 둘러싸여 수산 자원이 풍부한 일본에서는 전통적으로 어패류의 섭취량이 육류 섭취량을 웃돌았지만 몇 년 전인가 마침내 역전되고 말았다. 지금의 국민 1일 평균 섭취량을 보면 육류(약 87g)의 섭취가 어패류(약 76g)를 웃돌고 있다.

가능하다면 제철의 신선한 생선을 구하여 간단하게 굽거나 조림으로 먹는 것이 좋지만 말린 생선 요리도 일본의 식탁에는 빠지지 않는 메뉴다. 고등어, 전갱이, 꽁치 등의 등푸른 생선은 언제든 먹을 수 있는 편리한 보존식품으로도 나와 있지만 말린 생선은 조금 주의할 필요가 있다.

건어물은 어패류를 햇빛 등에 건조시켜 수분함유량을 낮추고 보존성을 높인 것이다. 한 번에 수확한 많은 양의 어패류를 아깝게 버리는 일 없이 사용할 수 있는 소중한 지혜다. 생물 생선보다 증가한 감칠맛이 응축되어 있어 노릇하게 구워 먹으면 밥도둑이 따로 없다.

하지만 이런 건어물에는 우리가 쉽게 지나쳐버릴 수 있는 큰 약점이 두 가지나 있다.

생선의 지방은 육류의 지방에 비해 산화가 쉽게 일어나는데 이 산화된 지방을 지나치게 많이 섭취하면 혈관의 노화가 가속화된다. 이것이 첫 번째 약점이다.

집에서 직접 만든 건어물이나 하룻밤 건조시킨 지방이라면 산화에 관해 걱정할 필요는 없다. 하지만 미라처럼 바짝 말린 오래된 건어물이나 냄새를 맡았을 때 역겨운 냄새(산화취)가 나는 건어물은 지방이 산화되었을 가능성이 있다. 기계로 건조시켜 냉동보존을 하다가 출하된 건어물은 미라처럼 변하거나 역겨운 냄새가 나게 된다.

건어물의 두 번째 약점은 염분이 많다는 점이다. 염분을 첨가하면 생선의 단백질이 분해되어 감칠맛과 탄력성이 향상되고 적절하게 수분을 함유해 살집이 두툼한 건어물이 완성된다. 때문에 건어물은 꽤 많은 양의 염분을 함유하고 있다.

어종이나 가공법에 따라 다르지만 건어물 한 마리당 1~2g의 염분을 함유하는 경우가 적지 않다. 따라서 혈압이 높은 사람은 매일 상 위에 올리는 것을 피하도록 하자.

고혈압인 사람은 아무래도 염분을 제한할 필요가 있다. 염분과 고혈압, 고혈압과 혈관사고의 관계에 관해서는 148쪽에서 설명하도록 하겠다.

건어물을 구입할 때는 원재료가 신선한 국산으로, 염분을 가능한 적게 첨가한 것을 선택하도록 하자. 또한 인산염과 소르빈산K 등의 식품첨가물을 사용하지 않고 예로부터 전해지는 가공법으로 제조된 건어물을 추천한다.

콜레스테롤을 많이 함유한 생선도 있다

작은 물고기 등 어패류는 우리에게 부족하기 쉬운 칼슘이 많은 식품이지만 아쉽게도 콜레스테롤을 많이 함유하고 있는 경우가 적지 않다.

콜레스테롤이 많아 가급적 피해야 할 것은 눈퉁멸(말린 것), 멸치(말린 것, 볶음), 정어리포, 뱅어포, 열빙어, 빙어, 말린 꼬마새우 등이다. 알을 가득 밴 열빙어는 특히 주의하도록 하자.

어패류 중에 콜레스테롤이 낮고 칼슘을 많이 함유하고 있는 것은 정어리, 정어리 통조림, 말린 정어리, 은어 등이다.

콜레스테롤의 과잉섭취는 유해 콜레스테롤(LDL 콜레스테롤)의 증가를 초래해 혈관사고의 위험을 높인다. 특히 건강검진에서 LDL 콜레스테롤 수치가 높게 나온 사람은 식사로 섭취하는 콜레스테롤의 양이 지나치게 늘지 않도록 주의할 필요가 있다. 일본인은 콜레스테롤을 하루 평균 약 300mg을 섭취하고 있으며, 기준치의 상한은 하루에 남성은 750mg, 여성은 600mg이다.

콜레스테롤이 함유되어 있는 식품은 동물성뿐이다. 육류 이상으로 콜레스테롤이 많은 식품으로는 달걀이 있다. 우리가 늘 먹고 있는 계란 외에도 메추리알, 연어알, 연어알젓, 명란젓, 캐비어(철갑상어알젓)와 같은 생선의 알에도 콜레스테롤이 함유되어 있다.

계란 한 개에 약 250mg의 콜레스테롤이 함유되어 있다. '달걀은 하루 한 개가 적당하다.' 라는 말이 있듯이 오믈렛이나 계란말이와 같이 계란을 많이 사용하는 요리는 과식하지 않도록 주의하자.

계란을 여러 개 먹어도 혈중 콜레스테롤 수치가 오르지 않았다는 실험 결과가 있다지만 비교적 콜레스테롤 수치가 높은 사람은 체내에서 콜레스테롤 대사에 문제가 생긴 경우가 많으므로 식사를 통해 콜레스테롤을 섭취하는 것은 삼가는 편이 현명하다.

작은 생선, 육류, 달걀 이외에 콜레스테롤이 많은 식품으로는 유제품이 있다. 칼슘을 보충하기 위해 섭취하는 사람이 많은데 가급적 콜레스테롤이 낮은 제품을 선택하도록 하자. 유제품 중에 치즈(체다, 고다, 블루, 크림, 까망베르, 프로세스),

생크림, 휘핑크림 등은 콜레스테롤이 많으므로 피하도록 한다. 유제품 중에 콜레스테롤은 낮으면서 칼슘을 섭취할 수 있는 식품으로는 커티지 치즈와 마시는 타입의 요구르트가 있다.

이외에도 칼슘이 많은 식품으로는 어패류 중에 아귀의 간, 오징어, 불똥꼴뚜기, 성게가 있다. 한편, 육류 중에서는 간, 푸아그라 등에 콜레스테롤이 많이 함유되어 있다.

'칼슘'은 채소로 섭취하라

우유는 건강효과에 대한 찬반양론이 있는 식품이다. 우유를 영양가가 높은 식품이라고 칭찬하는 사람이 있는가 하면 온갖 악의 근원이라고 비난하는 사람도 있는데, 필자는 개인의 건강과 영양 상태에 따라 다르다고 생각한다.

우유는 유지방이 많고 콜레스테롤을 함유하고 있지만 의외로 100g당 함유량은 적은 편이다. 하지만 우유를 좋아하는 사람은 한 번에 두세 잔을 예사로 마시기 때문에 결과적으로는 섭취량이 증가한다. 우유를 매일 마시는 습관이 있고 혈중 콜레스테롤 수치가 높은 경우에는 우유를 많이 마시는 것이 원인일 수 있으므로 삼가도록 하자.

혈중 콜레스테롤 수치가 정상이라면 우유를 마셔도 상관

없지만 칼슘 부족을 보충하려는 목적으로 우유를 마신다면 그만두도록 하자. 칼슘은 일본인에게 부족한 영양소 중 하나로 고령자에게 골다공증(185쪽 참고)이 일어나는 하나의 원인이기도 하지만 우유에 들어 있는 칼슘이 그대로 체내에 흡수되는 것은 아니기 때문이다.

우유의 칼슘은 인과 결합된 '인산칼슘'의 형태로 들어 있다. 일본의 토양에는 인이 많아 목초나 사료에 들어 있는 인을 젖소가 섭취하기 때문에 많은 수의 인이 칼슘과 결합하는 것이 특징이다. 그런데 이 인의 수가 증가할수록 칼슘이 물에 잘 녹지 않아 인체 흡수율은 떨어지게 된다.

칼슘을 섭취하려면 채소를 먹도록 하자. '채소를 통해 칼슘을 섭취하세요.'라고 말하면 많은 사람이 의외라는 얼굴을 한다. 그렇다면 원래 우유에 칼슘이 함유되어 있는 이유는 무엇일까? 동물은 칼슘과 같은 미네랄을 몸속에서 합성하지 못한다. 소가 먹는 목초 등에 함유된 칼슘이 우유에 녹아 있는 것이다.

그러므로 우유를 마시지 않아도 칼슘을 함유한 채소를 먹으면 된다는 말이다. 채소의 칼슘 흡수율은 우유보다 낮다는 설이 있지만 현재는 그것이 부정되고 있다.

채소의 칼슘은 옥살산과 결합하여 옥살산칼슘(Calcium Oxalate)을 만든다. 옥살산칼슘 그대로는 흡수가 잘되지 않지만 가볍게 데쳐 떫은맛을 제거하면 흡수율이 좋아진다. 옥살산은 떫은맛 성분으로, 살짝 데치면 70~80% 정도 제거된다. 푹 삶으면 피토케미컬이 물에 녹아 나오므로 살짝만 데친다.

칼슘 섭취에 적합한 채소는 비교적 옥살산이 적은 소송채나 경채(수채), 케일 등이 있다. 무나 순무의 잎에도 칼슘이 풍부하므로 버리지 말고 데쳐서 잘라 맛있게 요리로 만들어 먹자.

지질은 생선의 지방과 올리브유로 섭취하자

기름은 쉽게 살을 찌게 하고 몸에 나쁘다는 부정적 이미지가 강하지만 이 역시 몸에 필요한 영양소의 하나이다. 기름에 대한 악설에 현혹되지 않도록 하자.

기름에는 혈관의 건강을 위해 삼가야 할 것과 먹어도 좋은 것이 있다. 삼가야 할 것은 상온에서 굳는 기름, 섭취해도 좋은 것은 상온에서 굳지 않는 기름이다. 한자로 쓰면 상온에서 굳는 기름을 '지(脂)', 굳지 않는 기름을 '유(油)'라고 쓰고 둘을 합쳐 '유지(油脂)'라고 한다(이 책에서는 특별한 경우가 아닌 한 '기름'으로 통일해서 표기하겠다).

혈관 건강을 위해 삼가야 할 상온에서 굳는 대표적인 기름은 돼지기름(豚脂)과 쇠기름(牛脂)이다. 이 두 기름에 많이 함유된 팔미트산은 심장병을 증가시킨다는 분명한 증거가 있다고 한다. 돼지고기나 소고기를 먹을 때는 귀찮아도 비계 부분을 제거하도록 하자. 조리에 돼지기름을 사용하는 중화요리, 라면, 튀김, 쇠기름을 사용하는 스키야키(일본식 불고기 전골-역주)와 같은 요리는 과식을 피하도록 한다.

상온에서 굳는 기름 이외에도 피해야 할 기름이 있다. 바로 산화된 기름과 트랜스지방산인데 이 두 가지는 앞에서 설명한 바와 같다.

상온에서 굳지 않는, 먹어도 괜찮은 대표적 기름으로는 생선유와 올리브유가 있다.

생선유는 같은 동물성이지만 돼지기름과 쇠기름과 달리 융점이 낮아 상온에서 굳지 않는다. 36쪽에서 언급했듯이 정어리, 고등어, 꽁치 등과 같은 등푸른 생선에 함유된 EPA와 DHA 같은 불포화지방산은 동맥경화의 원인이 되는 유해 콜레스테롤을 감소시키거나 염증을 억제하여 혈관사고의 위험을 낮춰준다.

올리브유에 많은 올레인산도 유해 콜레스테롤을 감소시키는 기능을 한다. 덧붙여 올레인산은 잘 산화되지 않는 이점이 있다. 올리브유에는 올레인산 외에도 항산화작용을 하는 폴리페놀과 비타민E가 들어 있어 식품의 산화를 예방하는 작용도 한다. 마리네액(올리브유 1컵, 와인식초 1/2컵, 소금 5작은 술, 후춧가루 적당량을 넣어 만든다-역주)이나 오일사딘(정어리통조림) 등의 통조림에 사용되는 이유도 이 때문이다. 평소 조리할 때 가능한 한 올리브유를 사용하도록 하자.

올리브유는 엑스트라버진 올리브유를 구입하는 것이 좋다. 이것은 올리브 열매를 짜서 여과시킨 100% 과즙으로, 전문적으로는 지질의 분해로 생긴 유리지방산의 함유율이 0.8% 미만인 기름을 가리킨다.

올리브유가 산화에 강하다고는 하지만 시간이 지나면 조금씩 품질이 떨어질 수 있으므로 사용하는 데 시간이 걸리는 대용량 제품이 아닌 적은 용량의 제품을 구입하여 단기간에 모두 사용하도록 하자.

간 요리와 철분제는 몸을 산화시킨다

칼슘과 함께 인체의 기능유지를 위해 반드시 필요한 미네랄이 '철분'이다. 철분은 혈액 속에서 산소를 운반하는 헤모글로빈의 재료이며 철분이 부족해지면 철 결핍성 빈혈에 걸리기 쉽다.

철 결핍성 빈혈로 고생하는 사람이나 빈혈을 자주 일으

키는 임산부는 의식적으로 철분을 섭취해야 하지만 그렇지 않은 사람이 철분을 과잉섭취하는 것은 바람직하지 않다. 철분의 과잉섭취는 혈관의 노화와 발암을 촉진하기 때문이다.

공기 중의 산소와 반응하면 철분은 불그스름한 갈색으로 변하며 녹이 슨다. 이것이 '산화' 그 자체라 할 수 있다. 체내에서도 마찬가지 반응이 일어나 혈관 내피를 녹슬게 한다.

산화도 한 번이나 두 번 정도에 그친다면 몸이 자동적으로 회복 과정을 거치지만, 오랜 시간에 걸쳐 반복적으로 산화의 공격을 받으면 혈관이 손상되어 동맥경화로 진행되기 쉽다. 또한 산화로 인해 유전자가 상처를 입으면 이것이 암세포가 발생하는 계기가 된다. 암세포가 생기는 과정에 관해서는 169쪽 이후에 다시 한 번 상세하게 설명하겠다.

일본뿐 아니라 세계적으로 보아도 여성이 남성보다 오래 사는데 그 이유의 하나가 월경 때문이라 할 수 있다.

갱년기를 맞기까지 여성은 월경으로 혈액 속 철분을 정기적으로 배출하기 때문에 철분의 산화로 인한 피해를 덜 받는 것으로 보고 있다. 갱년기가 지난 여성은 노화가 급격하게 진행되는 것으로 알려져 있는데 이것은 폐경으로 정기적인 철분 배출을 할 수 없게 된 탓일 수도 있다.

간은 효율적으로 철분을 흡수할 수 있는 식품으로 권장되고 있다. 하지만 빈혈에 걸리지 않은 사람이 간을 계속 먹는 것은 혈관에 위험한 행동이다. 철분 보충제로 철분을 섭취하는 것도 몸에 해로운 경우가 있다.

한편, 간 요리는 동물의 간 그 자체라 할 수 있다. 사람의 간도 철분이 축적되기 쉬우며 축적된 철분의 산화가 간염 악화나 암으로 진행될 우려가 있다. 이런 점에서 C형 간염 환자에게는 철분이 많이 함유된 식사를 피할 수 있도록 식사 가이드라인이 정해져 있다.

일본에서는 소, 돼지, 닭의 간 외에도 푸아그라(지방간에 걸린 거위의 간), 안키모(아귀의 간) 등을 요리해서 먹는다. 간은 콜레스테롤도 많이 함유되어 있고 칼로리도 높은 식품이다. 혈관 건강과 암 예방을 위해 피해서 손해 볼 것이 없는 음식이다.

덧붙이자면 필자의 클리닉에 빈혈 증상을 호소하는 환자의 대부분은 철분 부족 때문이 아니라 저혈압이나 뇌가 일시적으로 혈액 부족 상태에 빠져 뇌빈혈을 호소하는 경우가 많다.

'근육'과 '혈관'을 위해
육류도 충분히 섭취하라

건강을 위한 식단으로 현미 채식을 선호하는 분위기이지만 최근에는 '적절한 육식은 건강에 좋다.'는 설이 대두되고 있다.

실제로 2013년에 80세로 에베레스트 등정 최고령자 기록을 세운 프로 스키선수 미우라 유이치로(三浦雄一郎) 씨, 세이료카(聖路加) 국제병원 이사장이며 102세에 현역 의사로 활동 중인 히노하라 시게아키(日野原重明) 씨도 소고기를 즐겨 먹는다고 한다.

『일본인의 식사섭취 기준』(2015년 판)에서는 고령자의 저영양 상태와 영양결핍에 관해 경종을 울리고 있다. 왜냐하면, 고령자가 간병의 손길을 필요로 하는 원인이 나이를 먹음과 동시에 근육이 병적으로 감소하는 현상(사르코페니아, 근육감소증) 탓이라는 사실을 주목하기 시작했기 때문이다. 사르코페니아는 근육의 재료인 단백질 부족이 하나의 요인이다. 육류를 통해 단백질을 섭취하지 않으면 근육이 쉽게 감소한다. 단백질이 부족하면 혈관 나이를 젊게 되돌리는 것도 기대할 수 없다.

저영양과 영양부족을 해소하기 위해서는 육류를 섭취해야 하는데 소고기는 지방이 많은 부위나 적은 부위나 약점을 지니고 있다.

지방이 많은 부위일수록 팔미트산과 콜레스테롤이 많아 과식하면 심장 질환의 증가로 이어진다. 또한 지방이 적은 붉은 살코기 부위에는 철분이 많이 함유되어 있어 과식하면 철분의 산화로 혈관이 녹슬 우려가 있다. 나아가 붉은 살코기에서 배어 나오는 고기 계수(meat factor)는 철분의 체내 흡수를 촉진하는 작용을 한다.

오해가 없길 바라는 점이 있다. 필자는 지방이 많은 부위든 붉은 살코기 부위든 먹으면 안 된다고 말하는 것이 아니다. 식사는 인생의 즐거움이므로 적당한 양을 먹는 것은 좋은 일이다.

단, 육식을 할 때 그 결점을 보완해 약점을 상쇄시키길 바라는 것이다. 구체적으로 육류를 먹을 때는 불필요한 지질과 철분 흡수를 억제할 수 있는 채소, 버섯, 해조류, 과일 등을 함께 먹도록 한다.

채소, 버섯, 해조류 등은 식이섬유가 풍부하다. 식이섬유는 육류의 지방 부위에 들어 있는 콜레스테롤 성분 등 불필요한 지질과 결합하여 함께 배설된다. 특히 버섯류는 스펀지와 같이 지질을 흡착하는 우수한 '상쇄식재'이다. 한편, 식이섬유는 불필요한 철분의 흡수도 억제해 준다.

철분이 풍부한 붉은 살코기 부위를 먹을 때는 타닌 성분이

들어 있는 녹차, 커피, 적포도주 등을 마시는 것이 좋다. 타닌이 철분을 흡착하여 몸에 흡수되는 것을 억제해 준다. 서양에서는 '고기요리에는 적포도주'라는 것이 정설인데 이는 합리적인 의미가 있는 말이다.

탄 음식은 노화의 원인

육류나 어패류의 탄 부분을 먹으면 암에 걸릴 수 있다는 이야기를 들어보았을 것이다. 음식의 탄 부분에는 헤테로사이클릭아민(Heterocyclic Amine)이라는 발암물질이 들어 있다.

동물실험에서는 헤테로사이클릭아민이 암을 유발한 결과가 있지만 최근에는 헤테로사이클릭아민을 계속 투여해도 암이 발생하지 않았다는 추가시험 결과도 공표되고 있다. 이런 점에서 국제암연구소(IARC)는 헤테로사이클릭아민을 '발암성이 있거나 발암성이 있을 가능성이 있지만 사람에 대한 데이터가 불충분하다.'라고 명기하고 있다.

걱정이 되는 사람은 탄 부위를 제거하고 먹어야겠지만 그 외에도 눌어붙거나 검게 탈 정도로 고온에서 조리된 요리를 피해야 하는 이유가 있다. 혈관이 쉽게 손상되기 때문이다.

식품을 고온에서 조리하면 'AGE(Advanced Glycated Endproduct)'가 생성된다. 최종당화산물이라 불리는 이 물질은 몸을 구성하는 단백질과 당질이 결합하는 '당화' 반응을 거쳐 만들어진다.

'AGE라는 말은 처음 들어본다!'라는 사람이 대부분이 겠지만 우리는 일상에서 쉽게 AGE를 목격할 수 있다. 식빵을 굽거나 프라이팬으로 양파를 볶을 때 보이는 노르스름한 빛이나 밥을 지을 때 생기는 누룽지도 그렇고, 이 갈변의 정체가 바로 AGE이다. 식품 속 단백질과 당질이 가열로 인해 AGE로 결합하는 것을 아미노카르보닐 반응 또는 메일라드 반응이라 한다.

아미노카르보닐 반응으로 생기는 AGE는 감칠맛의 요소이지만 체내에 대량으로 흡수되면 혈관의 노화를 진행시킨다. 식품의 AGE의 대부분은 분해되지만 그 일부는 체내에 남아 악영향을 미친다.

AGE가 체내에 남으면 혈관의 노화가 진행되고 AGE로부터 유해한 활성산소가 발생해 동맥경화가 진행된다. 가령 한 번에 섭취하는 AGE의 양은 적더라도 식사는 매일 세 번 거르지 않고 한다. 그러면 자신도 모르는 사이에 AGE가 조금씩 축적되어 혈관에 손상을 입는다.

많은 양의 AGE를 함유한 식품은 닭튀김, 숯불에 구운 프랑

크푸르트 소시지, 햄버거 등과 같이 육류를 고온에서 조리한 것이다. 감자튀김도 AGE덩어리이므로 이따금 먹는 정도는 괜찮지만 매일 먹는 것은 삼가도록 하자.

육류를 먹는다면 튀김이나 구이보다는 샤브샤브나 찜으로 섭취하자. 신선한 어패류는 열을 가하지 않고 회로 먹으면 AGE의 악영향을 피할 수 있다.

'건강보조제'는 위험을 동반한다

건강을 위해 보조제를 섭취하는 사람이 적지 않을 것이다. 일본인의 80% 이상이 태어나서 지금까지 적어도 한 번 이상은 건강보조제를 이용했으며 약 40%는 일상적으로 복용하고 있다고 한다.

혈관을 젊게 유지하려면 건강보조제에 의존하지 말고 단백질과 비타민C를 섭취할 수 있는 균형 잡힌 식사를 하여 채소와 과일이 지닌 피토케미컬의 힘으로 혈관 건강을 유지하는 것이 정답이라고 생각한다.

이렇게 생각하는 첫째 이유는 건강보조제의 효과가 분명하지 않기 때문이다. 세 가지 연구결과를 종합한 결과, 비타민 및 미네랄 보조제가 심장 질환이나 암 등의 질병에 대해 인정할 만한 효과를 나타내지 않았다는 리포트가 2013년에 미국의 의학지에 실렸다. 이 내용은 당시 큰 화제가 되었다.

두 번째 이유는 비타민과 미네랄 등의 영양소는 식품으로 섭취할 때는 문제가 없지만 보조제로 한 번에 많은 양을 섭취하면 해가 될 수 있기 때문이다.

미국에서 비타민B의 일종인 엽산이 극단적으로 부족하면 암에 걸릴 위험이 높아진다는 설이 화제가 되어 엽산 보조제 붐이 일었던 적이 있다. 하지만 보조제로 엽산을 과잉섭취하면 반대로 암에 걸릴 위험성이 높아진다는 사실이 밝혀졌다. 식사로 섭취하는 엽산은 건강에 도움이 되지만 보조제 등으로 과잉섭취하면 해가 되는 것이다. 엽산은 채소에 많이 함유되어 있으므로 채소를 먹으면 부족할 일이 없다.

또한 베타 카로틴도 보조제로 섭취하는 것은 위험하다고 한다. 이미 언급했듯이 베타 카로틴 자체는 항산화작용을 하여 혈관의 노화와 암을 예방한다.

그런데 1994년에 보고된 핀란드의 실험에서 놀라운 사실이 판명되었다. 베타 카로틴과 폐암 발생률의 관계를 비교한 결과 보조제로 베타 카로틴을 매일 섭취한 그룹에서는 폐암에 걸릴 확률이 상승했고 사망자도 증가했다.

채소 등 식사로 베타 카로틴을 섭취하면 암 발병 위험이 낮아지는 것으로 밝혀졌다. 하지만 흡연량이 많은 사람(폐암의 위험이 높은 사람)이 보조제로 베타 카로틴을 대량으로 섭취하면 반대로 폐암에 걸릴 위험이 높아지게 된다.

'보조제를 먹고 있으니 괜찮다.'라며 마음 놓고 자신이 좋아하는 식단으로 식사를 하거나 패스트푸드를 매 끼니마다 먹는 것은 언어도단이다. 보조제를 살 돈이 있다면 질 좋은 채소를 사서 먹는 편이 몇 배나 더 좋은 일이다. 보조제보다 채소 쪽이 건강효과가 높다는 사실을 명심하자.

단 청량음료와 주스는 혈관을 손상시킨다

일본은 편의점과 자동판매기 등을 통해 언제 어디서나 손쉽게 단 청량음료와 과일주스를 구할 수 있다. 하지만 단맛이 지나치게 강한 음료는 피해야 한다.

예컨대, 청량음료에는 평균적으로 설탕 등 약 10% 농도의 감미료가 들어 있다. 청량음료 500ml 페트병 하나에 약 50g, 다시 말해 각설탕 열 개 분량의 감미료가 들어 있다는 계산이 나온다. 이렇게 많은 양의 감미료가 들어 있으면 달아서 마실 수 없을 것 같지만 차게 보관하거나 탄산을 넣으면 단맛을 잘 느끼지 못하기 때문에 아무렇지 않게 벌컥벌컥 들이키게 된다.

청량음료의 라벨을 보자. 감미료에는 포도당과당액당 혹은 과당포도당액당이 사용되었을 것이다. 이들 성분을 '이성질화당'이라 한다.

이성질화당은 영어로 'high fructose corn syrup'이라 하는데 이름에서 알 수 있듯이 옥수수를 원료로 해서 만든 감미료이다.

설탕보다 가격이 싸다는 점에서 청량음료에 많이 쓰이지만, 혈당 수치를 쉽게 상승시키기 때문에 혈관을 상처 입히고 비만과 당뇨병의 원인이 된다. 최근에는 검시럽에도 사용되고 있다.

비만인구가 일본보다 훨씬 많은 미국에서는 이성질화당이 대량으로 들어 있는 청량음료가 비만의 원인이라 하여 문제가 되고 있다. 지방자치단체 중에는 청량음료 특대 사이즈의 판매를 규제하는 방침을 내놓는 곳도 생겼다.

2014년 국제세계보건기구(WHO)는 1일 당류 섭취량을 총 칼로리의 5% 미만으로 억제할 것을 권고했다. 당류는 포도당, 과당, 설탕 등을 말하며 이성질화당을 비롯한 감미료에 대량으로 함유되어 있다. 이전에는 총 칼로리의 10% 미만을 기준으로 했으므로 WHO가 단 당류에 훨씬 엄격해졌음을 알 수 있다.

계산을 해 보자. 성인 남성이 하루에 섭취하는 칼로리가

2,000kcal라고 할 때 그 5%는 100kcal이다. 당류는 1g에 4kcal이므로 WHO의 권고에 따르면 하루에 섭취할 수 있는 당류의 상한은 25g이 된다. 10% 농도의 단 청량음료를 250ml만 마셔도 상한에 도달한다는 계산이 된다.

비만이 아니고 혈관사고의 위험도 낮은 사람은 그렇게까지 걱정할 필요가 없겠지만, 경도 비만에 혈압과 혈당수치가 높은 사람이라면 단 청량음료나 주스, 캔 커피는 삼가야 한다. WHO의 권고에 따라 당류 섭취를 1일 총 칼로리의 5% 미만으로 낮추는 노력을 하자.

단 음식을 선호하는 한창 활동 중인 세대를 덮치는 'NASH'의 공포

필자는 암과 간염 치료를 전문으로 하고 있다. 특히 간에 이상이 있는 환자를 많이 진찰하고 있는데 최근 한창 사회활동을 하는 세대에 증가하는 질병이 있어 소개하고자 한다. 그것은 알코올이 원인이 아닌 '비알코올성 지방간염(NASH: nonalcoholic steatohepatitis)'이란 병이다.

여러분은 '지방간'이란 단어를 어딘가에서 들어본 적이 있을 것이다. 간에는 어느 정도의 지방이 축적되기 마련이지만 정상범위(간 중량의 5%)를 초과해 지방이 쌓인 상태를 지방간이라 부른다.

지방간이라고 하면 '식습관이 불규칙하고 술을 지나치게 많이 마셔 발생하는 질병'으로 알고 있는 사람이 대부분이다. 분명 알코올을 많이 마시는 것은 지방간의 원인이 되지만 알코올을 마시지 않는 사람도 지방간에 걸릴 수 있으며 여기서 더 진행되어 발병하는 간염이 바로 NASH이다.

이 비알코올성 지방간염을 앓는 추정환자수는 약 1,000만 명에 이르는데 여기에는 단 청량음료와 주스를 좋아하는 사람이 적지 않게 포함되어 있다. 이러한 청량음료에 들어 있는 과당은 간에서 지방으로 쉽게 축적되는 성질이 있다.

"술은 전혀 마시지 않고 건강을 위해 매일 아침 오렌지주스를 마시는데 제가 왜 지방간에 걸렸을까요?"하고 한탄하며 물어오는 환자가 있는데 술을 한 방울도 마시지 않아도 과당(농축 환원시킨 오렌지주스에도 함유되어 있다) 등의 감미료를 대량 섭취해서 지방간이 생길 수 있다.

비알코올성 지방간 중 10~20%는 NASH가 된다.

과거에는 지방간을 방치해도 간경변이나 간암으로 진행되지 않는다고 했지만, NASH의 약 50%는 진행성이다. 그중 20~30%는 10년을 전후로 간경변이나 간암으로 진행되는 경우가 있다고 밝혀져 NASH가 주목을 받고 있다. 지금까지 지방간에서 간경변이나 간암으로까지 진행되는 것은 주로 B형 간염이나 C형간염과 같은 바이러스성 간염만이라고 알려졌지만 이들 바이러스 감염과 상관없는 NASH도 간경변과 간암으로 진행되는 경우가 있으며 그 사망률이 해마다 증가하고 있다.

그리고 NASH에 걸린 사람은 혈관도 많이 손상되어 있다. NASH는 간에만 나쁜 영향을 미치는 것이 아니라 심근경색이나 뇌졸중과 같은 혈관사고의 위험을 높인다.

간은 혈관과 마찬가지로 '침묵의 장기'이다. NASH에 걸려도 자각증상이 없어 대부분 혈액검사 등을 통해 발견되는 경우가 많다.

술을 마시지 않는 사람이라도 건강검진에서 실시하는 혈액검사를 통해 정기적으로 간 상태를 체크하고 지방간이나 NASH가 의심되지 않는지 확인하도록 하자.

담배는 단 한 대라도 혈압을 높이고 활성산소를 증가시킨다

이 장의 마지막으로 식품은 아니지만 혈관의 나이를 되돌리는 데 절대적으로 피해야 하는 습관을 지적하고자 한다. 그것은 바로 흡연이다.

적당한 술은 '백약의 으뜸'이란 말도 있지만, 담배는 '백해무익'한 존재다. 건강하고 행복한 인생을 살기 위해서도 지금 당장 끊어야 한다. 아무리 채소를 통해 피토케미컬을 섭취하고 균형 잡힌 식사를 한다 하더라도 흡연 습관이 있다면 혈관의 건강은 유지할 수 없다.

담배가 가진 독성으로 잘 알려진 것이 발암성이다. 담배 연기에 들어 있는 '벤조피렌(Benzopyrene)'은 체내에 흡수되어 간 효소에 의해 대사가 이루어지면 발암성으로 바뀌는 물질이다.

담배는 혈관의 천적이기도 하다. 담배에 들어 있는 '니코틴'은 심신을 긴장시키는 교감신경을 자극하여 혈압과 맥박을 상승시킨다. 담배 한 대만 피워도 혈압이 높은 수치로 상승한다. 게다가 흡연은 유해한 활성산소의 발생을 증가시켜 산화로 인한 혈관의 동맥경화를 진행시킨다.

일본은 성인 남성 세 명 중 한 명이 흡연자이다. 캐나다, 미국, 오스트레일리아 등은 흡연자가 다섯 명에 한 명 이하이므로 다른 국가들과 비교하면 높은 수준이라 할 수 있다. 몸을 암과 혈관사고로부터 지키려면 한시라도 빨리 금연해야 한다. 저타르, 저니코틴 담배로 바꿔도 유해성에는 큰 차이가 없다.

나쁘다는 것을 알면서도 끊지 못하는 사람은 담배에 들

어 있는 니코틴에 의존하는 '니코틴 의존증'에 걸렸을 가능성이 있다. 흡연자의 약 70%가 니코틴 의존증이라는 보고도 있다.

2006년부터 '니코틴 의존증 관리과'의 예산이 산정되어 의료기관에서 건강보험이 적용된 의존증 치료를 받을 수 있게 되었다.

아래 표의 네 가지 조건을 모두 만족하면 금연치료에 건강보험이 적용된다. 흡연자는 금연치료를 하는 의료기관을 인터넷 검색을 통해 찾아보고 방문해 보도록 하자.

금연치료에 보험이 적용되는 조건

1	선별 검사에서 니코틴 의존증으로 진단받았다.
2	하루 흡연 개수×흡연 연수가 200이상이다.
3	1개월 이내에 금연하기를 희망한다.
4	금연치료에 대해 설명을 듣고 그 치료를 받는 것을 문서로 동의한다.

CHAPTER 06

깊이 있게 알고
싶은 사람을 위한
혈관과 건강의
최신의학

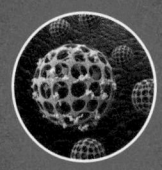
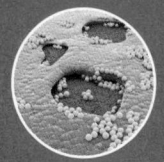
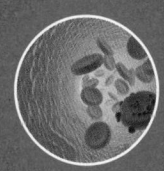
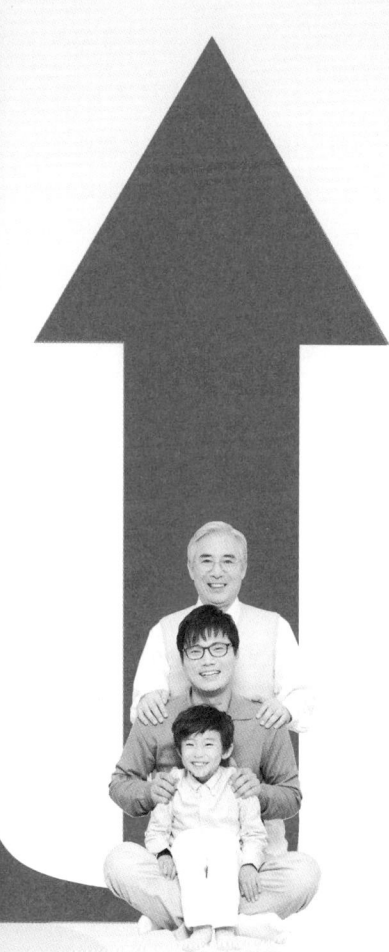

혈관의 전체 길이는 지구를
두 바퀴 반이나 돌 수 있는 길이

혈관은 몸 전체 구석구석까지 뻗어 있으며 그 전체 길이가 약 10만km로 지구를 두 바퀴 반 돌 수 있는 길이라 한다. 일본 철도의 전체 길이가 2만 7천km 정도라 하니 인간의 몸속에 뻗어 있는 혈관의 길이는 그 3.8배나 된다는 계산이 나온다.

이 혈관 네트워크의 중심에 있는 것이 다름 아닌 심장이다. 심장은 여러분 자신의 주먹 크기밖에 안 되지만 매우 중요한 역할을 한다.

또한 혈관의 전체 길이는 지구 지름의 2.5배나 되지만 그 속에 흐르는 혈액은 불과 5ℓ 정도다. 적은 혈액을 몸 구석구석까지 보내기 위해 심장은 끊임없이 수축과 이완을 반복한다. 작지만 피로를 모르는 근육으로 만들어진 매우 강력한 펌프이자 작은 거인인 것이다.

심장이 내보낼 수 있는 혈액은 한 번에 평균 70mℓ로 일반 커피 잔보다 조금 작은 에스프레소 잔으로 한 잔 정도다.

적다고 생각할 수 있지만 심장은 1분 동안 평균 60회 정도의 수축과 이완을 통하여 혈액을 내보내고 있다. 1분 동안 심장이 내보낼 수 있는 혈액은 4.2ℓ나 되며 이는 500mℓ 페트병 여덟 병 이상이다.

　피로를 모르는 심장은 멈추지 않고 계속 움직인다. 그 결과, 한 시간에 욕조 한 개 분량(250ℓ), 일생 동안 물탱크 한 개 분량(약 15만)이나 되는 혈액을 내보낸다고 한다.

　심장에는 우심방, 우심실, 좌심방, 좌심실 등 총 네 개의 방이 있다. 그 네 개의 방이 서로 협력하여 두 개의 혈관 루트로 혈액을 순환시킨다.

　첫 번째 혈관 루트는 '폐순환'이라 불린다. 우심실에서 폐로 보내진 혈액은 이산화탄소를 배출한 뒤 산소를 공급받고 좌심방으로 돌아온다. 심장과 폐는 이웃해 있으므로 이 과정에 소요되는 시간은 불과 4초 정도다.

　두 번째 혈관 루트는 '체순환'이라 불린다. 좌심실에서 내보낸 혈액이 머리끝에서 발끝까지 순환하며 산소와 영양을 공급하고 우심방으로 되돌아오는 루트이다. 소요 시간은 약 60초 정도다.

　전체 길이 10만km의 혈관은 모두 이어져 있다. 따라서 이 두 개의 혈관 루트 중 어딘가 한 곳에서 이변이 발생하면 혈액의 흐름에 문제가 생기고 주변 조직이나 세포가 즉각적인 손상을 입게 된다.

혈관의 95%는 '모세혈관'이다

흔히 혈관이라고 한 단어로 표현하지만 구체적으로 살펴보면 혈관에는 '동맥', '정맥', '모세혈관' 세 종류가 있다.

혈관 네트워크의 중심인 심장에서 혈액을 몸 전체로 내보내는 것이 동맥인데, 철도망에 비유하면 '하행선'이라 할 수 있다.

기본 줄기에 해당되는 대동맥은 지름이 3~4cm나 된다. 동맥은 가지가 나뉠 때마다 가늘어지다가 마지막에는 지름이 20~30마이크로미터(μm)의 가는 혈관이 된다.

동맥이 운반하는 혈액에는 신선한 산소와 영양이 들어 있다. 그것을 흡수한 말초 세포와 조직은 산소를 소비하고 이산화탄소를 토해 내며, 영양을 대사하고 노폐물을 배출한다. 산소와 영양을 공급하는 동맥은 외부로부터의 손상을 피하기 위해 몸의 깊은 곳에 위치하고 있어 육안으로 확인할 수 없다. 동맥의 혈관 벽은 두껍기 때문에 그 속을 흐르는 붉은 동맥혈은 비쳐 보이지 않는다.

말초 세포와 조직이 배설하는 이산화탄소와 노폐물을 받아들이는 것도 혈액이 하는 일로, 그 혈액을 다시 심장으로 되돌리는 역할은 정맥이 하고 있다. 철도망에 비유하면 '상행선'이다.

정맥은 동맥과는 반대로 모세혈관들이 모여 서서히 두꺼

워지며 마지막에는 심장과 연결된다. 정맥은 비교적 몸 바깥쪽에 위치하고 있으므로 피부를 통해 볼 수 있다.

병원에서 채혈하는 혈관도 이 정맥이다. 정맥을 흐르는 혈액은 이산화탄소를 많이 함유하고 있기 때문에 조금 검은빛이 도는 것이 특징이다. 피부 밑에 청록 혹은 적자색으로 보이는 것이 정맥혈의 색이다.

혈관이 몸 전체를 순환한다고는 해도 동맥과 정맥이 직접 이어져 있지는 않다. 동맥의 끝과 정맥의 끝 사이에는 가는 혈관 네트워크가 뻗어 있다. 이것이 모세혈관으로 지름 5~7마이크로미터(μm)의 매우 가는 혈관이다.

혈관의 전체 길이는 약 10만km이지만 그중 90~95%는 모세혈관의 네트워크가 차지하고 있다.

모세혈관의 벽은 매우 얇아 그로부터 혈액의 성분이 배어 나온다. 모세혈관은 세포 하나하나와 연결되어 있는 것이 아니라 논을 물로 채우고 벼를 기르듯이 세포와 세포 사이를 혈액 성분으로 채우고 있다.

동맥과 정맥 모두 노화를 겪지만 몸 전체 기능과 노화에 직접적으로 관계하는 것은 동맥의 노화이다. 이것이 바로 동맥경화이므로 동맥을 젊게 만드는 것은 매우 중요하다. 그리고 그와 더불어 전체 90~95%를 차지하는 모세혈관을 젊게 유지하는 것도 잊지 않도록 해야 할 것이다.

혈관은 삼층 구조로 이루어졌다

그러면 혈관사고가 발생하는 현장인 '동맥의 구조'를 자세히 살펴보자.

동맥과 정맥 모두 삼층 구조로 이루어져 있다. 호스로 말하면 물이 다니는 곳, 혈액이 흐르는 공간을 '내강'이라 하며, 내강에서 가까운 쪽부터 '내막', '중막', '외막'으로 이루어진 삼층 구조이다.

혈액과 직접 맞닿아 있는 것은 내막의 표면을 덮고 있는 '내피세포'다. 평평하고 얇은 세포로 타일을 깔아 놓은 듯이 고르게 배열되어 있다.

내피세포에서는 혈관과 혈액의 기능을 조절하는 성분이 분비되고 있으며 그 성분은 혈관을 방어하거나 지혈을 하는 등의 역할을 담당한다. 한 예로, 내피세포에서 분비되는 '일산화질소(NO)'는 혈관을 확장시키고 혈류를 원활하게 하여 혈압을 낮추는 기능을 한다.

중막은 섬유질과 평활근이란 근육으로 이루어져 있으며 단백질이 주요 성분이다.

섬유질을 만드는 단백질은 '콜라겐'과 '엘라스틴'이다.

콜라겐은 당기는 힘에 대해 저항력을 발휘하며, 엘라스틴은 탄력성과 복원성이 풍부하다는 특징을 지닌다. 두 성분의 성질이 잘 어우러져 혈관에 힘이 가해져도 변형이 최소한으로 억제되고 원래대로 복원될 수 있는 것이다.

중막을 잘 보면 동맥은 '탄성형 동맥'과 '근형 동맥'으로 분류된다.

탄성형 동맥은 심장에 가까운 두꺼운 동맥으로, 섬유질 중에서도 엘라스틴이 풍부하다. 이 동맥은 탄력성이 뛰어나므로 심장에서 막 뿜어져 나온 혈액을 부드럽게 받아들인다.

이 외의 동맥은 대부분 근형 동맥으로, 평활근의 신축으로 혈액을 내보내고 혈압을 조절한다.

외막은 콜라겐과 엘라스틴을 주성분으로 하는 섬유질로 되어 있으며, 혈관 전체를 보호하는 역할을 한다. 외막에는 혈관 자체에 혈액을 공급하는 모세혈관이 그물코처럼 분포하고 있다.

또한 혈관에는 그 신축을 조절하는 자율신경도 분포되어 있다. 자율신경은 외막을 통해 혈관으로 들어가 중막의 평활근 기능을 조절한다.

자율신경에는 교감신경과 부교감신경 두 계통이 있다. 교감신경은 혈관을 수축시켜 심박수를 증가시키고 혈압을 높이는 작용을 하며, 부교감신경은 혈관을 확장시켜 심박수를 떨어뜨리고 혈압을 낮추는 작용을 한다.

동맥경화의 원인은 산화된 유해 콜레스테롤

혈관사고를 유발하는 동맥경화는 동맥의 내막 표면을 덮고 있는 내피세포를 통해 유해 콜레스테롤이 내막으로 침입, 축적되는 것을 계기로 발생한다.

뒤에서 설명하겠지만, 혈액 속을 흐르는 유해 콜레스테롤은 그 자체로는 유해하지 않다. 다만 체내 항산화력이 저하되거나 스트레스를 받을 경우에 발생하는 '활성산소'로 인해 산화되면 인체에 나쁜 영향을 미치는 '산화 콜레스테롤'이 된다.

산화 콜레스테롤이 어떻게 내피세포(혈관의 안쪽)에 침투하는지는 밝혀지지 않은 상태이지만 최근에 와서 내피세포의 표면에 산화 콜레스테롤을 감지하는 안테나, 'LOX-1'이라 불리는 수용체가 발견되었다. LOX-1은 의료기관에서 측정할 수 있으며 그 결과로 동맥경화의 위험을 알 수 있다.

LOX-1의 도움으로 내막에 들어간 산화 콜레스테롤을 방치하면 도미노와 같이 주변의 세포가 파괴될 수 있다.

이것은 그대로 방치할 수 없는 위협이므로 몸 안으로 들어온 외적과 싸우기 위해 면역반응을 담당하는 백혈구의 일종인 '단구'가 빠르게 모여든다. 단구는 내막으로 들어가면 '매크로파지(macrophage)'라는 세포로 변한다. '대식세포' 또는 '탐식세포'라는 별명을 가진 매크로파지는 해로운 바이러스나 세포를 먹어치우는 청소부 역할을 담당하고 있다.

산화 콜레스테롤을 먹으면 그것에 함유되어 있는 활성산소의 영향으로 매크로파지는 죽어버린다. 무승부 상태가 되는 것이다.

죽은 매크로파지는 내부에 콜레스테롤과 중성지방을 삼킨 뚱뚱한 세포(거품세포, foam cell)로 변한다.

이것이 모여 생긴 것이 동맥경화를 일으키는 혹(죽종)이다. 치아에 끼는 치태를 플라크라고 하는데 혈관 안에 생기는 혹도 마찬가지로 '플라크'라 한다.

덧붙여 내막의 바깥쪽을 덮고 있는 중막을 구성하는 평활근 세포가 내막과 중막을 가로막고 있는 벽을 빠져나가 내막으로 진입한다.

혈관의 근육을 구성하는 평활근 세포가 매크로파지와 유사한 세포로 변하여 산화 콜레스테롤을 먹어치우지만 역시 활성산소로 인해 뚱뚱한 거품세포가 된다. 이렇게 혹(플라크)이 점점 부풀어 오르게 된다.

내막에 거품세포가 쌓여 혹이 부풀어 오르면 동맥의 내강이 좁아져 혈액이 잘 흐르지 못하고 혈관은 유연성이 손상되어 단단하게 굳는다. 이것이 대표적 동맥경화인 아테롬성 동맥경화(atherosclerosis)가 발생하는 구조이다.

플라크가 파열되면 혈관사고가 발생한다

동맥경화가 심장에서 발생하면 심근경색, 뇌에서 발생하면 뇌경색이 일어난다.

'경색'이란 막혔다는 의미이므로 내막에 쌓여 혹처럼 부풀어 오른 플라크가 성장해 결국에는 혈액이 다니는 길인 내강이 완전히 막혀 심근경색과 뇌경색이 발생한다고 생각하는 사람이 많을 것이다.

하지만 혈관사고는 플라크의 거대화만으로 발생하지는 않는다. 직접적인 원인은 '플라크의 파열'이다.

플라크가 파열되면 그 상처를 덮기 위해 혈구성분의 일종인 혈소판이 모여든다. 넘어져 손발 부위의 피부가 벗겨지면 딱지가 생기는데 그것도 혈소판의 작용에 의한 것이다. 혈액 속 섬유질을 모아 딱지를 만들어 상처 부위에 뚜껑을 씌워 더 이상 피해가 확대되지 않도록 해 주는 것이다. 혈소판은 혈관의 상처를 치유하기 위해 늘 혈관 벽을 따라 혈액 속을 떠돌며 순찰을 돌고 있다.

손발에 난 상처와 마찬가지로 파열된 플라크에 모인 혈소판은 상처의 딱지처럼 '혈전'이란 핏덩어리를 만들어 상처를 덮는다. 플라크의 혹으로 내강이 좁아져 있는 데다 혈전이 생기면 내강이 완전히 막혀 심근경색이나 뇌경색이 일어나기 쉽다.

플라크에는 파열의 위험이 낮은 '안정 플라크'와 파열의 위험이 높은 '불안정 플라크'가 있다. 안정 플라크는 충분히 시간을 들여 생긴 것으로 내부의 부드러운 지질 덩어리는 작으며 건강한 섬유질이 주변을 덮고 있다.

쉽게 파열되는 불안정한 플라크는 내부의 부드러운 지질 덩어리가 크고 주변을 덮고 있는 섬유질의 두께가 얇은 것이 특징이다. 불안정한 플라크는 섬유질의 두께가 얇기 때문에 아주 작은 충격에도 쉽게 파열되어 혈관사고가 일어나는 원인이 된다.

혈소판이 만드는 혈전이 멀리 떨어진 장소에서 혈관사고를 일으키기도 한다. 혈전이 혈액을 타고 혈관 안을 이동하다 플라크로 좁아진 곳에 걸리면 그곳에서 혈류가 멈추게 된다. 1장에서 말했듯이 심장이 부정맥을 일으켜 심방에 경련이 일어나면 쉽게 발생돼 혈액으로 운반된 혈전이 뇌혈관을 막아 뇌경색(심인성뇌색전증)을 일으키는 경우가 드물지 않다.

플라크가 파열되지 않아도 오랜 시간이 지나면 정맥혈이 정체되거나 탈수가 생겨 혈액이 끈적끈적해져서 혈전이 생기기도 한다. 혈전이 폐혈관에서 막히면 '폐혈전색전증'을 일으키게 되고 결국 호흡을 할 수 없어 죽음에 이르는 경우도 있다.

고혈압이 혈관을 손상시키는 이유

혈압은 혈관사고와 깊은 관련이 있다. 혈압이 지나치게 높은 '고혈압'은 주의가 필요하다.

일본의 고혈압 인구는 약 4천만 명에 이른다. 어린이를 포함해 일본인 세 명 중 한 명이 고혈압이라는 계산이므로 꽤 이상한 상황이 아닐 수 없다.

체내에는 심장을 중심으로 하는 혈관 네트워크가 구축되어 있다. 혈압이란 심장박동에 의해 밀려난 혈액이 혈관을 지날 때 생기는 압력이다.

혈압에는 '최고혈압'과 '최저혈압' 두 가지가 있다.

최고혈압은 심장이 수축하여 혈액을 내보낼 때의 혈압으로 '수축기 혈압' 또는 '최대혈압'이라 한다. 최저혈압은 심장이 다음 수축을 대비해 좌심실을 확장하여 혈액을 저장하고 있을 때의 혈압으로 '이완기 혈압' 또는 '최소혈압'이라 한다.

혈압의 단위는 mmHg로, 혈압계의 유리관 속 수은(Hg)의 높이 변화를 1mm 단위로 나타낸 것이다. '밀리미터 수은주', '밀리미터 머큐리' 등으로 읽는다.

혈압의 기준은 최고혈압이 140mmHg 미만, 최저혈압이 90mmHg 미만이며 최고나 최저가 이 기준치를 넘으면 고혈압으로 진단 내린다.

혈압이 높아져 강한 압력에 지속적으로 노출되면 혈관과 심장에 스트레스를 주게 되고, 그 결과 혈관이 단단하게 굳는 동맥경화가 진행된다.

혈압은 하루 동안에도 크게 오르내리기를 반복한다. 가만히 누워 있는 동안은 혈압이 내려가고 갑자기 일어서거나 무거운 물건을 들어 올리려 힘을 주면 순간적으로 혈압이 상승한다. 단, 안정된 상태에서도 만성적으로 정상수준보다 혈압이 높으면 혈관에 다양한 손상을 주게 된다.

최고혈압이 10mmHg만 올라도 뇌졸중의 발병 위험이 남성은 약 20%, 여성은 약 15% 높아진다고 한다. 뇌졸중이란 뇌경색, 뇌출혈, 지주막하출혈을 통틀어 일컫는 말이다. 나아가 최고혈압이 120mmHg 미만이고 최저혈압이 80mmHg 미만으로 혈압이 다소 낮은 편인 사람이 뇌졸중에 걸릴 위험도를 1로 했을 때, 최고혈압이 140~159mmHg이고 최저혈압이 90~99mmHg인 혈압이 높은 사람의 위험도는 그에 약 3.3배라고 한다. 최고혈압이 10mmHg 오르면 심근경색 등의 심장 질환의 위험이 남성은 약 15% 상승한다는 보고도 있다.

고혈압 유형 중에 일본인에게 가장 많은 것이 '본태성고혈압'이다. 이것은 원인을 모르는 고혈압이란 의미로, 유전적으로 혈압이 쉽게 오르는 체질적 특성에 혈압을 올리는 생활습관이 더해진 결과 발병하는 것으로 보고 있다.

혈압은 하루 두 번, 동일한 시간에 측정하라

고혈압=고령자의 질병이란 이미지가 강하지만 실제로는 30~40대의 약 절반 정도가 고혈압이라 한다.

혈압은 나이를 먹음과 동시에 높아지는 경향이 강하므로 고령자가 되면 혈압을 체크하여 지나치게 높을 때는 낮추려는 노력을 한다. 하지만 30~40대에는 '아직 우리는 고혈압 세대가 아니다.'라는 심리가 작용해 고령자만큼 성실하게 혈압을 조절하는 사람은 드물다. 이 세대는 고혈압이면서도 80% 이상이 아무 치료를 받지 않는다는 통계도 있다.

고혈압은 다른 생활습관병과 마찬가지로 단기적으로는 아프거나 불쾌한 증상이 나타나지 않지만 방치하면 오랜 시간에 걸쳐 혈관에 손상이 축적된다. 결국 동맥경화를 촉진해 심근경색이나 뇌경색의 위험도를 높이게 된다. 30~40대부터 혈압을 재는 습관을 들이고 고혈압임을 발견하면 조속히 손을 써야 한다.

혈압을 잴 때는 혈압계가 필수품이다. 가정용 혈압계는 매우 다양하지만 가장 신뢰도가 높은 것은 위 팔뚝에 밴드를 두

르고 계측하는 커프형(팔뚝형) 혈압계이다. 6천~1만 엔 정도면 구입할 수 있다.

측정할 때는 팔을 책상에 얹고 심장과 팔뚝이 같은 높이에 오게 한다. 필요하다면 쿠션 등을 대고 팔뚝이 긴장되지 않도록 한다. 커프는 평소 쓰는 손과 반대쪽, 오른손잡이는 왼팔, 왼손잡이는 오른팔에 두른다.

몸을 움직이거나 밥을 먹는 것만으로도 혈압이 오르고 내린다. 그러므로 측정할 때는 의자에 앉아 편안한 상태에서 마음을 안정시키고 1~2분이 지난 후 재도록 하자.

혈압은 아침과 저녁에 한 번씩 매일 같은 시간대에 측정하는 것이 가장 바람직하다. 정해진 시간에 측정한 혈압을 기록해 두면 정확한 변화를 알 수 있어 효과적이다.

아침에는 기상 후 한 시간 이내에 화장실을 다녀오고 나서 측정한다. 밤에는 저녁식사와 샤워를 마치고 잠자기 조금 전에 측정하자.

혈압은 가정에서 측정했을 때가 병원에서 측정했을 때보다 다소 낮은 경향이 있다. 병원에서는 긴장을 하여 혈압이 쉽게 상승하기 때문이다. 의사나 간호사와 같이 흰옷을 입고 있는 사람 앞에 서면 혈압이 높아진다는 점에서 이것을 '백의고혈압(white-coat hypertension)'이라 한다.

병원의 고혈압 기준은 최고혈압 140mmHg 이상 또는 최저혈압 90mmHg 이상이다. 하지만 백의 고혈압의 영향을 고려하여 가정에서의 기준은 조금 엄격하게 최고혈압 135mmHg 이상 또는 최저혈압 85mmHg 이상으로 적용하자.

'가면 고혈압'과 '조기 고혈압'을 주의하라

얼굴 생김새가 사람마다 제각각 다르듯이 고혈압도 유형이 매우 다양하다. 혈관사고를 크게 걱정하지 않아도 괜찮은 경우가 있는가 하면 혈관사고의 위험이 매우 높은 고혈압도 있다.

혈관사고의 위험이 높은 대표적 고혈압은 '가면 고혈압'과 '조기 고혈압' 두 가지이다.

먼저, 가면 고혈압이란 병원의 진찰실에서 잴 때는 수치가 정상인데 가정에서 잴 때는 높게 나오는 유형이다. '백의 고혈압'과 정반대되는 유형으로 가면을 쓴 것처럼 고혈압임을 알기 어렵다는 의미에서 가면 고혈압이라 부른다.

백의 고혈압은 가정에서 잰 혈압이 정상이면 문제없지만 가면 고혈압은 의사가 가면에 속는 경우가 있어 고혈압 방치로 이어지기 쉽다.

가면 고혈압의 원인은 사람마다 다르지만 한창 왕성하게 활동 중인 세대에게서는 다음과 같은 두 가지 경우를 생각할 수 있다.

첫 번째는 책임감이 강하여 업무와 직장에서 평소 강한 스트레스를 받는 유형이다. 병원에서 간호사를 대할 때는 일에서 해방된 편안함에 혈관이 확장되므로 평소 수준보다 혈압이 내려간다.

두 번째는 흡연자가 금연을 하여 발생하는 경우이다. 담배를 피우면 혈관이 수축되어 혈압이 상승한다. 다시 말해, 애연가는 담배의 영향으로 혈압이 높게 나오지만 의료기관 내부는 금연이므로 혈압이 평소보다 낮게 나오는 것이다.

조기 고혈압도 혈관사고로 이어지기 쉬운 위험한 고혈압의 한 유형이다. 조기 혈압의 경우는 잠을 자고 있을 때보다 깨어 있을 때가 혈압이 15~20mmHg 높게 나온다.

사람은 본래 한밤중에 쉬고 낮 시간에 활동하는 주행성 동물이다. 혈압은 자는 동안은 떨어지고 낮이 되면 활동할 준비를 하며 높아지는 것이 보통이다. 이른 아침에는 아직 혈압이 낮아야 당연한데 조기 고혈압인 사람은 이른 아침부터 높다.

아침부터 혈압이 높다는 것은 혈압이 내려가야 할 야간에도 높은 것으로 생각할 수 있다. 85쪽에서 언급한 수면시

무호흡증후군(SAS)인 사람도 이 유형이 많다. 자고 있는 동안에도 혈관에 끊임없이 스트레스를 주면 혈관사고의 위험성은 당연히 증가한다.

이른 아침, 점심, 오후 3시, 저녁, 잠자기 전 등 하루에 다섯 번 혈압을 측정하여 조기 혈압이 높은 경우는 조기 고혈압으로 의심해야 한다.

'혈압이 다소 높은 편이어도 괜찮다'는 거짓말

2014년 일본 단기종합정밀건강진단학회(이하 일본 건강진단학회라 함-역자)가 발표한 건강검진의 새로운 기준이 언론에 화제가 되었다. 기존의 기준치보다 대폭 완화되었기 때문이다.

혈압에 관해서는 지금까지 최고혈압은 140mmHg 미만, 최저혈압은 90mmHg 미만을 기준범위로 삼아 왔다. 그런데 일본 건강진단학회가 내놓은 새로운 기준치는 최고혈압 88~147mmHg, 최저혈압 51~94mmHg를 정상으로 보고 있다.

최고혈압 147mmHg까지는 괜찮다는 말은 고혈압 전문의가 들으면 그야말로 놀라서 혈압이 오를 이야기이다. 그런데 과연 혈압이 그 정도로 높아도 혈관사고가 일어나지 않을까?

일반적으로 혈압은 최고혈압 140mmHg, 최저혈압 90mmHg를 넘으면 건강한 사람과 비교해 심근경색 등의 심장 질환과 혈관 질환에 걸릴 위험이 급격히 증가할 뿐 아니라 이들 질병으로 인해 사망할 확률이 높아지는 것으로 알려졌다. 일본 건강진단학회가 제시한 새로운 기준치는 이 선을 넘은 것이어서 전문가 사이에서 격론이 벌어졌다.

사실 고혈압 가이드라인은 해마다 더욱 엄격해지고 있었다.

1998년까지는 '이 이상은 고혈압'이라는 기준치가 최고 160mmHg 이상, 최저 95mmHg 이상으로, 고혈압 인구는 약 1,600만 명이었다.

2년 후인 2000년에는 최고 140mmHg 이상, 최저 90mmHg 이상이 되면서 고혈압 인구가 3,700만 명으로 두 배 이상 증가하였다. 그리고 2008년 대사증후군 검진에서는 최고 130mmHg 이상, 최저 85mmHg 이상이 되어 고혈압 인구는 4,000만 명에 달했다.

일본 건강진단학회의 데이터는 '지병 없음', '비흡연자', '정상체중'과 같은 기준을 만족시킨 건강한 사람들로부터 산출한 것이다. 이 데이터가 옳다면, 그리고 혈압 이외의 검사항목이 정상인 경우에는 기존의 기준치보다 다소 혈압이 높은 편이어도 혈관사고의 위험은 크게 높지 않다고 볼 수 있다.

하지만 내장지방이 축적된 내장지방형 비만자나 유익 콜레스테롤이 적은 사람 등은 동맥경화가 진행되고 있을 가능성이 있다.

그런 사람이 '혈압은 조금 높아도 괜찮다.'라며 자신의 상태를 심각하게 여기지 않고 아무런 조치를 취하지 않는다면 어느 날 갑자기 심장 질환이나 뇌졸중으로 쓰러질 우려가 있다.

혈압이 조금 높아도 괜찮다는 것은 동맥경화도 없고 혈관이 건강한 사람에게만 적용되는 말이다.

세계 제일의 장수국인 일본에서 세 명 중 한 명이 혈관사고의 예비군에 든다는 사실은 다소 너무 많다는 생각도 들지만 역시 혈압은 높지 않아야 안심할 수 있다.

염분의 과잉섭취는 혈관의 노화를 재촉한다

염분을 지나치게 많이 섭취하면 혈압이 올라 혈관이 손상된다는 것은 이미 상식이다. 이번에는 그 구조를 좀 더 상세하게 설명하도록 하겠다.

염분(염화나트륨=NaCl)은 두 가지 미네랄, 즉 나트륨(Na)과 염소(Cl)의 화합물이다. 이 중에 혈압을 올리는 것은 나트륨

성분이다.

나트륨은 인체에 없어서는 안 될 미네랄로 체내 농도가 일정 범위 내로 유지되는 성분 중 하나이다. 염분을 과잉섭취하면 체내 나트륨 농도가 높아지므로 우리의 몸은 수분을 흡수하여 농도를 정상범위까지 낮추려 한다. 짠 음식을 먹으면 갈증을 느끼는 것은 이 때문이다. 그리고 결과적으로 혈액의 양이 증가해 혈압이 오르고 혈관은 스트레스를 받는다.

나아가 과잉상태인 나트륨은 직접적으로든 간접적으로든 혈관을 공격한다.

과잉섭취된 나트륨은 동맥의 벽에 침투해 벽을 부풀게 하여 동맥을 좁아지게 하거나 교감신경을 자극하여 혈관을 수축시킨다. 그 결과 혈압이 상승한다.

혈압을 낮추고 혈관을 지키기 위해 여러 선진국에서는 저염운동을 펼치고 있다.

캐나다에서는 2016년까지 국민의 평균 염분섭취량을 1일 5.8g까지 줄이는 목표를 내걸었다. 영국에서도 2025년까지 국민의 평균 염분섭취량을 1일 3g까지 줄이는 캠페인을 시행하고 있다.

영국에서는 이미 저염 프로그램을 통해 국민의 하루 염분섭취량을 2003년에 9.5g이던 것에서 2011년에는 8.1g으로 1.4g이나 줄이는 것에 성공했다. 그 결과 최고혈압이 평균

3mmHg 내려가 심근경색과 뇌졸중 등으로 인한 사망률이 40% 이상이나 감소했다고 한다.

일본인은 하루에 남성 11g, 여성 10g의 염분을 식사로 섭취하고 있다. 이것은 다른 선진 국가들에 비해 높은 수준이다.

『일본인의 식사섭취기준(2015년 판)』에서는 성인남성 8.0g 미만, 여성 7.0g 미만을 목표 염분섭취량으로 설정하고 있지만 고혈압을 예방한다는 관점에서는 하루 6g 미만이 이상적인 양이다.

인간의 몸은 중요한 나트륨을 배설하지 않도록 장벽을 단단히 쌓고 있어 매우 적은 나트륨으로도 생명을 유지할 수 있다. 『일본인의 식사섭취기준(2015년 판)』에서는 나트륨의 추정 평균 필요량을 600mg, 염분으로 환산하면 1.5g으로 하고 있다.

하지만 인간은 아마존에 사는 원주민과 같이 1주일에 1g 미만의 염분만 섭취해도 살아갈 수 있다.

좀 더 쉽게 저염을 실천하려면

혈관을 젊게 유지하려면 저염을 실천해야 하는데 염분을 하루 6g 미만으로 낮추기 위해 식사로 섭취하는 염분의 양을 일일이 계산하는 것도 쉽지 않은 일이다.

식품표시에는 염분량이 나트륨양으로 표시되어 있으므로 나트륨양(mg)×2.54÷1,000=식염량(g)이란 공식으로 계산해야 한다. 예컨대 '나트륨 800mg'으로 표시되어 있다면 800×2.54÷1,000≒2.0g이란 계산이 나온다.

이런 계산은 도저히 계속 해나갈 수 없다. 그래서 염분량을 계산하지 않고 저염을 실천할 수 있는 세 가지 방법을 소개하려고 한다.

① 외식 및 가공식품의 이용을 줄이고 가정요리를 늘린다

외식 메뉴나 인스턴트식품 등의 가공식품에는 맛을 좋게 하고 보존성을 높이기 위해 염분을 많이 사용한다. 예컨대 패밀리 레스토랑의 함박스테이크에는 3~4g의 염분이 들어가며 컵라면에는 5~6g의 염분이 들어 있다.

저염에 힘쓰는 EU의 국제위원회 추정으로는 1일 염분섭취의 80% 가까이를 외식과 가공식품이 차지하며 가정요리는 불과 5%에 지나지 않는다는 결과가 나왔다.

② 식재료가 지닌 맛을 활용해 담백하게 조리하려 노력한다

4장에서 소개했듯이 감칠맛을 활용하거나 허브나 향신료, 감귤류의 신맛 등을 적절하게 이용하면 담백하면서도 맛있게 먹을 수 있다.

특히 간장이나 된장의 사용은 의식적으로 줄이자. 일본인은 하루에 섭취하는 염분의 약 20%를 간장, 약 10%를 된장국으로 섭취한다는 조사 결과가 있다.

필자는 만두를 먹을 때 작은 접시에 후추와 식초를 섞은 후 찍어 먹는다. 이렇게 하면 담백하고 맛있게 먹을 수 있다. 담백한 맛에 익숙해지면 적은 염분으로도 충분히 만족스런 식사를 할 수 있게 된다.

③ 채소와 과일의 섭취를 늘린다

채소와 과일에는 염분이 적고 염분의 배설을 돕는 '칼륨'이 들어 있다. 채소부터 먹는 베지 퍼스트 생활을 하다 보면 자연스럽게 저염에도 성공할 수 있을 것이다.

'나쁜 피'가 '나쁜 혈관'을 만든다

오염된 강의 주변이 쓰레기투성이가 되듯이 나쁜 혈액이 나쁜 혈관을 만들고 노화를 촉진해 혈관사고를 부른다.

혈액은 몸무게의 13분의 1정도 되는 양으로, 보통 체격의 성인은 약 5ℓ 정도라 한다. 그중 45%는 혈구, 55%는 혈장이다.

여기서 혈구란 혈액 속에 부유하는 세포로 크게 적혈구, 백혈구, 혈소판(血小板) 등의 고형 성분을 가리키는데, 이 중에 적혈구가 가장 많다. 적혈구의 주요 성분인 헤모글로빈은 철과 단백질이 결합한 물질로, 산소를 운반해 세포에 공급하고 불필요한 이산화탄소와 결합하는 기능을 지녔다. 그 수가 무려 20조 개나 되며 몸을 구성하는 세포의 3분의 1을 차지한다.

백혈구는 몸속에 침입한 적을 물리치는 '면역 시스템'을 담당한다. 과립구, 단구, 림프구 세 종류가 있다. 림프구에는 NK세포, B세포, T세포가 있으며 매일 발생하는 암세포의 싹을 조기에 제거해 준다.

혈소판은 출혈이 멈추도록 딱지를 만드는 역할을 하지만 동맥경화의 죽종(플라크)이 파열되면 혈전을 만들어 혈관사고를 일으키는 원인이 된다.

혈장은 피의 액체성분이다. 90% 이상이 물이고 나머지 10%는 알부민, 글로불린과 같은 단백질, 미네랄, 당질, 지질 등을 함유하고 있다.

이들 중 나쁜 혈관을 만드는 것은 혈장에 들어 있는 당질과 지질이다. 혈장 속의 과잉 당질과 지질은 혈액을 끈적끈적하게 만들어 혈구에도 나쁜 영향을 미친다.

설탕 등의 당질을 과잉섭취하거나 당뇨병으로 혈당 수치가 지나치게 올라가면 혈장에 당질이 축적된다. 여분의 당질은 단백질과 결합해 AGE(118쪽 참조)란 물질을 만들어 활성산소를 계속 생산해 동맥의 벽을 공격한다.

적혈구는 유연성이 좋아 좀 더 가는 모세혈관 속에서도 자신의 몸을 자유자재로 변형시켜 통과시키는 힘(변형태라 함)이 있지만 혈당이 달라붙으면 그 힘이 감소해 몸 구석구석까지 산소를 운반할 수 없게 된다.

혈액 속의 지질에는 콜레스테롤과 중성지방이 있다. 산화된 유해 콜레스테롤이 동맥경화의 요인이라는 점은 앞에서도 설명했다. 중성지방도 지나치게 증가하면 그 연소가스가 증가해 혈소판이 모여들게 되고 혈관사고의 원인이 되는 혈전을 만들어 낸다.

식생활을 다시 한 번 검토하고 당질과 지질을 줄여 끈적끈적한 혈액을 맑게 만드는 것이 혈관 나이를 되돌리는 첫걸음이다.

콜레스테롤은 유해하지도 유익하지도 않다

이 책에서는 지금까지 '유해 콜레스테롤'이란 표현을 여러 차례 사용했는데 사실 콜레스테롤에는 유익도 유해도 없다. 유해 콜레스테롤, 유익 콜레스테롤로 구분해 설명했지만 두 콜레스테롤 모두 같다고 할 수 있다.

유해 콜레스테롤의 정식 명칭은 LDL 콜레스테롤이며, 유익 콜레스테롤은 HDL 콜레스테롤이라 한다. 둘의 차이는 콜레스테롤을 운반하는 '화물선'으로서의 성질 차이에 지나지 않는다.

콜레스테롤은 기름(지질)의 일종이다. 물과 기름은 서로 섞이지 않으므로 그 자체로는 90% 이상이 수분인 혈액에 녹아들지 않는다. 그래서 간에서는 콜레스테롤과 단백질을 결합한 공 모양의 입자를 만든다. 이것이 '화물선'이다.

지질과 결합한 단백질을 '리포단백질'이라 부르는데, LDL이란 '저밀도 리포단백질', HDL이란 '고밀도 리포단백질'의 약칭이다. 콜레스테롤은 밀도가 낮기 때문에 리포단백질과 결합한 콜레스테롤이 많으면 밀도가 낮아져 LDL 콜레스테롤이 된다. 그리고 리포단백질과 결합한 콜레스테롤이 적으면 LDL보다 상대적으로 밀도가 높아져 HDL 콜레스테롤이 된다.

콜레스테롤 대사의 중추가 되는 조직이 바로 간이다. 그리고 간으로부터 혈관을 통해 말단으로 콜레스테롤을 운반하는 것이 LDL 콜레스테롤이란 '화물선'이다. 짐을 많이 싣고 있으므로 크기도 다소 큰 편이다.

그리고 말단에서 콜레스테롤이란 짐을 내리면 몸이 가벼워져 HDL 콜레스테롤이란 '화물선'으로 변신해 남은 콜레스테롤을 간으로 다시 가져간다. 짐을 내려 가벼워진 HDL은 LDL보다 크기가 작은 편이다.

한편, 콜레스테롤과 결합하려면 '수용체'라 불리는 안테나 조직이 필요하다. HDL이 길을 잃거나 멀리 돌아가지 않고 간으로 곧바로 되돌아가는 것은 체내에서 간세포에만 HDL의 수용체가 있기 때문이다.

이렇게 보면 유익과 유해는 비중의 차이일 뿐, 내용물인 콜레스테롤은 완전히 동일하다. 그러므로 유해, 유익이라는 호칭이 옳지 않다는 것을 알 수 있다.

덧붙이자면 LDL과 HDL에는 콜레스테롤 이외에도 중성지방이 들어 있어 몸 전체 조직에 공급하고 있다. 중성지방도 지나치게 증가하면 골칫거리가 되지만 세포의 에너지원이 되는 성분이다.

콜레스테롤은 꼭 필요한 물질이다

콜레스테롤을 혈관사고를 증가시키는 '악의 화신'으로 여기는 경향이 강한데, 콜레스테롤 그 자체는 우리 인간의 몸에 없어서는 안 될 물질이다. 콜레스테롤은 세포막과 호르몬을 생성하는 재료이기 때문이다.

몸은 약 60조 개나 되는 무수한 세포의 집합체이며, 이 세포들은 세포막이란 막으로 싸여 있다. 이 막의 재료가 되는 물질이 바로 콜레스테롤이다. 콜레스테롤을 간으로 되돌아오게 하는 HDL 콜레스테롤 수용체는 간에만 있지만 간에서 콜레스테롤을 온몸으로 운반하는 LDL 콜레스테롤의 수용체는 몸 전체 세포에 퍼져 있다. 그리고 이 콜레스테롤이 없으면 세포막을 만들 수 없기 때문에 세포가 정상적으로 기능하지 못한다.

콜레스테롤은 호르몬을 생성하는 재료로, 그 대표적인 것이 성호르몬이다. 남성 호르몬 '테스토스테론', 여성 호르몬 '에스트로겐'과 '프로게스테론'은 콜레스테롤이 없으면 생성되지 않는다.

나아가 콜레스테롤은 '담즙산'과 '비타민D'의 재료이기도 하다.

담즙산은 음식에 들어 있는 지방의 분해를 돕는 성분으

로 콜레스테롤 대사를 통해 간에서 만들어진다.

비타민D는 소화관에서의 칼슘 흡수를 돕고, 뼈에 칼슘이 정착하는 것을 촉진하여 뼈를 강하게 한다. 비타민D는 말린 표고나 우유와 유제품에 많이 들어 있으며 햇빛을 쬐면 피부 속 콜레스테롤에서 만들어진다.

혈관을 위해 콜레스테롤의 과식을 삼가라고 하고 유해 콜레스테롤을 적이라 말하다가 이제 와 필요하다고 하니 손바닥을 뒤집는 것 같겠지만, 이렇게 콜레스테롤은 몸에 없어서는 안 되는 존재이다.

체내 콜레스테롤의 약 80%는 간에서 합성되며 나머지 20%는 육류나 달걀, 우유와 유제품 등의 동물성 식품으로 섭취되고 있다. 간의 기능이 정상이라면 음식으로 섭취하는 양이 증가했을 때 간에서 합성하는 양을 줄여 조절하므로 콜레스테롤이 과잉으로 체내에 넘치는 일은 생기지 않는다.

하지만 왕성하게 활동하는 세대에서는 간에서 콜레스테롤 대사에 문제가 있는 사람이 많아 섭취량이 증가했을 때 조절이 잘 안 되는 경우가 생긴다.

또한 나이가 들면서 점차 콜레스테롤의 필요량이 감소한다. 그러므로 젊었을 때와 같은 양의 식사를 하면 콜레스테롤을 과잉섭취하게 되어 혈관사고의 원인이 된다. 반복해서 말하지만 콜레스테롤 자체에는 죄가 없다.

중성지방 수치가 높은 사람은 콜레스테롤 수치가 낮게 나온다

혈액 속에 콜레스테롤이나 중성지방 등의 지질이 지나치게 많아지면 혈관이 손상된다. '이상지질혈증(dyslipidemia)'은 지질이 비정상적으로 증가하는 질병으로 동맥경화의 위험 인자이다.

이상지질혈증은 고지혈증으로도 불려 왔다. 고지혈증은 콜레스테롤과 중성지방이 많은 상태를 말하는데, 여분의 콜레스테롤을 간으로 회수하는 HDL 콜레스테롤이 지나치게 적은 경우에도 콜레스테롤이 쉽게 축적되어 동맥경화의 위험을 높인다.

이러한 점에서 고지혈증은 이상지질혈증으로 명칭이 변경되었으며, 건강검진에 실시하는 혈액검사에서도 총 콜레스테롤 수치를 측정하지 않게 되었다. 이상지질혈증은 다음의 표와 같이 세 가지 패턴이 있다.

트리글리세라이드(Triglyceride: TG)는 중성지방을 가리킨다. 콜레스테롤은 세포막, 호르몬, 담즙산 등을 만드는 원료지만 중성지방은 세포의 에너지원이다. 피하 또는 내장 주변에 축적되는 체지방의 정체는 이 중성지방으로, 필요에 따라 지방산과 글리세롤로 분해되어 에너지로 쓰인다.

중성지방은 동맥경화를 유발시키는 요인에는 들지 않지

만 동맥경화와 깊은 관계가 있다. 요점은 다음의 세 가지이다.

첫째, 비대한 내장지방에서 분비되는 유해 호르몬은 이상지질혈증을 악화시킨다. 내장지방을 비대하게 만드는 것은 중성지방이다.

둘째, 상세한 구조는 아직 밝혀지지 않았지만 혈액 속에 중성지방이 많아지면 통상적인 LDL 콜레스테롤보다 작고 비중이 높은 '소형 고밀도 LDL'이 증가한다. 이 소형 고밀도 LDL은 LDL 콜레스테롤보다 혈관 벽에 쉽게 흡수되므로 동맥경화를 진행시키는 초악성 콜레스테롤이다.

셋째, 이 역시 자세한 것은 분명하지 않지만 중성지방 수치가 높은 사람은 혈액 검사를 하면 LDL 콜레스테롤의 수치가 낮게 나오는 편이다. LDL 수치가 낮아도 중성지방 수치가 높은 경우에는 '숨은 고(高)LDL 콜레스테롤혈증'의 우려가 있으므로 주의하자.

이상지질혈증의 세 가지 패턴

고(高)LDL 콜레스테롤혈증	저(低)HDL 콜레스테롤혈증	고(高)트리글리세라이드(TG)혈증
LDL 콜레스테롤 수치가 140mg/dL 이상	HDL 콜레스테롤 수치가 40mg/dL 미만	중성지방 수치가 150mg/dL 이상

당뇨병은 '암'과 '알츠하이머병'을 유발한다

혈관사고를 일으키는 요인의 하나인 당뇨병은 암과 알츠하이머 발병의 위험을 높일 우려가 있다. 당뇨병은 간단히 말해 '소변에 당이 섞여 나오는 병'이지만 그 본성은 혈당치가 높은 '고혈당' 상태가 지속된다는 것이다. 고혈당은 혈관을 손상시켜 동맥경화에 박차를 가한다.

그 원인은 당뇨치를 낮추는 인슐린의 분비력이 저하되거나 인슐린의 기능이 떨어지기 때문이다. 이것이 일본인 당뇨병의 95%를 차지하는 '2형 당뇨병'으로, 식생활이나 운동과 같은 생활습관에 원인이 있다.

한편, 인슐린은 성장인자여서 암세포까지도 성장시킬 가능성이 있다. 특히 인슐린의 기능이 떨어지는 유형의 당뇨병이라면 질의 저하를 양으로 보충하려 대량의 인슐린이 분비되므로 암에 걸리기 쉽다고 보고 있다.

국립암연구센터가 40~69세의 남녀 약 10만 명을 대상으로 1990년대부터 2003년까지 추적조사한 대규모 연구에서 당뇨병에 걸린 사람은 그렇지 않은 사람에 비해 남성은 약 1.3배, 여성은 약 1.2배 암에 더 걸리기 쉬운 경향을 보였다. 부위별로 조사한 결과 남성은 간암이 2.24배, 신장암 1.92배, 췌장암 1.85배, 여성은 난소암 2.42배, 간암 1.94배, 위암 1.61배였다.

당뇨병에 걸리면 알츠하이머병에 걸리기도 쉽다는 사실이 밝혀졌다. 이미 언급했듯이 알츠하이머병은 치매의 한 요인으로 베타아밀로이드라는 특수한 단백질의 축적이 원인이라는 설이 유력하다.

분비된 인슐린은 인슐린 분해효소로 분해된다. 그런데 당뇨병으로 대량의 인슐린이 분비되면 인슐린 분해효소는 당연히 부족해진다. 이 인슐린 분해효소는 알츠하이머병의 원인물질인 베타아밀로이드의 분해도 담당하고 있기 때문에 당뇨병으로 인슐린 분해효소가 부족하면 베타아밀로이드가 축적되어 알츠하이머병에 걸리기 쉬워지는 것이다.

최근에 와서 당뇨병과 알츠하이머병에 유사점이 있다는 사실이 알려졌다.

알츠하이머병 역시 인슐린이 적절히 제 기능을 하지 못해 발생할 수 있다는 것이다. 인슐린은 뇌 속에서 신경세포의 주요 에너지원인 당질을 공급하는 역할을 담당하고 있다. 그런데 어떤 원인으로 이 구조가 깨지면 신경세포가 에너지 부족으로 괴사하고 알츠하이머병이 조용히 시작되는 것이다. 이런 이유에서 알츠하이머병을 '뇌의 당뇨병'이라 부르는 전문가도 있다.

'산화'와 '항산화작용'의 진짜 의미?

지금까지 여러 차례 '산화'와 '항산화작용'이라는 말을 사용했다.

콜레스테롤이 산화를 일으키면 동맥경화의 계기가 되는데, 이를 예방하고 혈관을 젊게 되돌리는 것이 채소와 과일의 피토케미컬과 비타민이 지닌 항산화작용이다. 여기서는 이 산화와 항산화작용에 대해 좀 더 자세히 살펴보도록 하겠다.

우리 인간이 호흡으로 들이마신 산소 중 약 2%는 '활성산소'로 변한다. 활성산소는 다른 물질에 대한 반응성(활성)이 높고 지나치게 에너지가 넘쳐 세포를 공격하는 힘(독성)이 강한 것이 특징이다. 바로 이 독성이 다양한 질병과 노화의 원인이 된다.

모든 물질을 이루는 가장 작은 단위인 원자의 내부에서는 핵의 주변을 전자가 돌고 있는데 활성산소는 이 전자를 가로채는 성질이 있다. 그리고 이 반응으로 발생하는 것이 '산화'이다. 산화된 원자는 전자를 잃어버려 불안정해지므로 올바른 기능을 다하지 못한다.

체내는 활성산소가 제멋대로 날뛰지 못하게 활성산소를 무력화(독성해제)하는 구조를 갖추고 있다. 이것이 '항산화작용'이다.

활성산소의 종류는 매우 다양하며 단계를 거쳐 서서히

난폭해진다. 그 첫 단계의 물질이 원자로부터 빼앗은 전자 하나를 산소와 결합시킨 '초산화물(superoxide)'이다.

초산화물은 두 단계를 거쳐 처리된다. 우선 제1단계로, 효소인 SOD(Superoxide dismutase)에 의해 과산화수소로 분해된다. 그리고 이 과산화수소는 다음 단계에서 '카탈라아제(Catalase)'나 '글루타티온 페르옥시다아제(Gluta-thione peroxidase)'와 같은 효소에 의해 물과 산소 등으로 분해된다.

하지만 항산화작용을 담당하는 효소가 신체의 노화와 더불어 힘이 약해져 모든 초산화물을 한 번에 처리할 수 없게 되면 더욱 독성이 강한 활성산소로 변화한다. 초산화물에서 발생하는 '과산화질산염(peroxynitrite)', 과산화수소로부터 발생하는 '히드록실라디칼(hydroxly radical)' 등이 그것이다.

특히 히드록실라디칼은 산화력이 매우 강하여 초산화물의 몇십 배나 되는 독성을 지닌다. 그런데 인간의 체내에는 이 히드록실라디칼을 분해하는 효소가 없기 때문에 무방비로 계속 펀치를 허용하는 복서와 같이 다양한 질병에 노출되고 만다. 그 대표적인 것이 동맥경화와 암이다.

히드록실라디칼로 변하기 전에 노화 등으로 쇠약해진 효소의 항산화작용을 보완해 활성산소를 무독화하는 물질이 비타민C와 비타민E, 피토케미컬과 같은 항산화물질이다.

'철분의 과잉섭취'는 몸을 녹슬게 한다?

철분의 과잉섭취가 지닌 위험성을 강조하는 이유는 몸의 항산화작용을 손상시킬 가능성이 있기 때문이다. 지금부터 그 이유에 관해 설명하도록 하겠다.

활성산소의 초산화물은 SOD라는 항산화효소에 의해 과산화수소로 변하고 과산화수소는 카탈라아제나 글루타티온 페르옥시다아제와 같은 항산화효소에 의해 물과 산소로 분해된다.

하지만 여기에 지나치게 많은 철분(철 이온)이 개입되면 사정이 달라진다.

산화력이 강한 히드록실라디칼은 과산화수소와 철이 반응하여 생긴다. 이 반응을 '펜톤 반응(Fenton reaction)'이라 한다. 철 이외에도 미량 미네랄의 하나로 꼽을 수 있는 동(동 이온)에도 반응을 나타내지만 평균섭취량이 철의 7분의 1정도로 적기 때문에 그다지 걱정할 필요는 없다.

펜톤 반응에서 철은 촉매로 작용한다. 촉매란 물질을 합성하거나 대사할 때 매우 적은 미량으로 그 반응을 대폭 촉진시키는 물질이다.

과산화수소는 산화력은 약하지만 비교적 안정적인 물질로 수명이 긴 성질을 지녔다. 과산화수소로부터 펜톤 반응에 의해 생성된 히드록실라디칼은 수명이 짧지만 산화력이 매우 강하여 한순간에 동맥의 벽과 세포를 손상시켜 동맥경화를 진행시키거나 DNA를 상처입힘으로써 유전자 변이를 일으키거나 암의 싹을 만든다.

피토케미컬을 섭취해도 대량의 히드록실라디칼이 생성되면 완전히 처리하지 못할 수 있다. 그러므로 산화에 의한 동맥경화나 발암을 예방하기 위해서는 철분의 과잉섭취를 삼가는 것이 중요하다고 주장하는 것이다.

앞에서도 언급했듯이 물질의 기본 단위는 원자이다. 원자의 핵 주변에는 전자가 돌고 있다. 통상적으로 두 개의 전자가 한 쌍을 이루면 원자는 안정적이지만 전자 한 개를 잃거나 새로운 전자 한 개를 얻어 홀 전자(unpaired electron)가 생기면 원자는 다른 곳으로부터 전자를 다시 조달하여 한 쌍을 만들어 안정을 찾으려 한다. 보통 전자는 짝을 이루지 않으면 에너지 면에서 불안정하다.

이처럼 한 쌍을 이루지 못한 홀 전자를 지닌 물질을 '프리라디칼(free radical)' 이라 부른다.

이 프리라디칼이 '산화'를 일으키는 것이다. 초산화물과 히드록실라디칼은 모두 프리라디칼로 분류되는 활성산소이다.

동맥경화는 레드와인보다
채소나 과일로 예방하라

여러분은 레드와인이 몸에 좋다는 설을 어디선가 들어보았을 것이다.

레드와인에는 포도껍질 등에 함유된 '레스베라트롤(resveratrol)'이나 '안토시아닌', '프로안토시아니딘'과 같은 폴리페놀이 들어 있다. 레드와인의 폴리페놀이 주목을 받기 시작한 것은 '프렌치 패러독스(French Paradox)' 때문이었다.

일반적으로 동물성 지방의 섭취량이 증가할수록 동맥경화에 걸리기 쉽고 심장 질환의 위험도가 상승한다. 그런데 프랑스인은 동물성 지방(유지방)의 섭취량이 많음에도 예외적으로 심장 질환으로 인한 사망률이 낮다는 점에서 프렌치 패러독스라는 말이 생겨났다. 이 패러독스를 푸는 열쇠는 프랑스인이 좋아하는 레드와인의 폴리페놀에 있다는 설이 유력하다. 폴리페놀의 항산화작용이 콜레스테롤의 산화를 예방해 주므로 프랑스인은 동물성 지방을 많이 섭취해도 심장 질환에 잘 걸리지 않는다는 것이다.

또한 레드와인의 폴리페놀의 일종인 '프로시아니딘(Procyanidin)'은 유해 콜레스테롤을 혈관 안으로 흡수하는 LOX-1(lectin-like oxidized LDL receptor-1)을 줄이는 작용을 한다.

하지만 2014년 미국의 연구팀이 이 프렌치 패러독스를 9년여에 걸쳐 검증하여 <mark>레드와인의 폴리페놀에는 건강효과가 없다는 결론을 내렸다.</mark> 연구는 레드와인의 명산지 이탈리아의 키안티(Chianti) 지방에서 65세 이상의 남녀 783명을 대상으로 실시되었다. 피실험자들은 레드와인의 폴리페놀 성분인 레스베라트롤의 섭취량별로 네 개의 그룹으로 나뉘어 추적조사됐다. 하지만 레스베라트롤의 섭취량과 심장 질환 및 암의 발생률, 그리고 평균 사망률은 네 개의 그룹에서 거의 차이가 없었다. 레드와인의 힘을 믿고 있는 필자로서는 매우 충격적인 결과가 아닐 수 없었다.

연구를 마친 전문가는 "레스베라트롤을 섭취해도 인간의 체내에 흡수되는 수준으로는 심장 질환과 암의 예방, 장수에 눈에 띄는 효과를 얻지 못해 프렌치 패러독스의 수수께끼는 풀지 못했다."라고 말했다. 사실 이 연구는 프렌치 패러독스보다는 '이탈리아 패러독스'에 가까울뿐더러 프로시아니딘 등의 섭취량은 조사하지 않았으므로 아직 검증이 필요하다고 생각한다.

<mark>레드와인뿐 아니라 적당한 양의 술은 혈관을 넓히고 혈압을 낮추어 혈액순환을 좋게 하여 심장 질환의 위험을 낮추는 효능이 있다.</mark> 술을 좋아하는 사람이 적당량을 즐기는 것은 좋지만, 그

렇다고 술을 잘 마시지 못하는 사람이나 좋아하지 않는 사람이 혈관의 건강을 위해 레드와인을 일부러 마실 필요는 없다.

레드와인 외에도 혈관을 손상시키는 산화를 예방하는 피토케미컬은 채소나 과일에 많이 들어 있다. 채소를 충분히 먹는 생활이 그 무엇보다 우선인 것이다.

암은 유전되지 않지만 '유전자의 병'이다

일본인 세 명 중에 한 명이 암으로 사망한다. 동맥경화에 의한 혈관사고를 예방하는 생활습관을 들였다면 암에 대해 깊이 있게 이해하여 대책을 세우자.

결론부터 말하자면, 이 책에서 제안하는 혈관사고를 예방하기 위한 생활습관은 암 예방에도 효과적이다.

먼저, 암이란 질병이 어떤 특성을 가졌는지 확인해 보자.

암의 원인인 암세포는 무제한으로 계속 증가하는 특징을 지닌다. 세포는 어느 정도까지 증식하면 자연스럽게 죽음을 맞도록 프로그램되어 있다. 이것을 '아포토시스(세포예정사)'라 하는데 마른 잎이 떨어지거나 올챙이의 꼬리가 없어지는 것도 이 아포토시스의 기능에 의한 것이다.

우리 인간의 몸은 60조 개나 되는 세포의 집합체인데, 매일 약 1조 개의 세포가 아포토시스를 일으켜 사멸하고 새롭게 약 1조 개의 세포가 생겨나는 '신진대사'를 반복하며 정상적인 몸의 기능을 유지하고 있다.

그런데 암세포는 아포토시스를 하지 않으므로 필요가 없어져도 자리를 차지하고 앉아 무제한으로 계속 증식하여 신진대사를 방해하고 몸의 기능을 망가뜨린다.

암세포가 아포토시스를 하지 않는 것은 유전자에 이상이 있기 때문이다. 그중 하나가 세포에 아포토시스 명령을 내리는 'p53'이란 유전자이다. 몇 번이나 신진대사를 해도 몸이 원래 그대로인 것은 새롭게 만들어질 때마다 원래 세포의 유전자를 복사하기 때문으로, 무언가 어떠한 원인에서 유전자를 복사할 때 실수가 생기면 유전자에 이상을 가진 세포가 만들어진다.

이 '복사 실수'가 아포토시스의 사령탑인 p53에서 일어나면 무한하게 증식하여 죽지 않는 불사신의 암세포가 탄생하는 것이다.

매일 새롭게 만들어지는 약 1조 개의 세포 중 p53 등의 유전자에 이상이 있는 세포는 약 5000개 정도라 한다. 이런 수치를 보면 두려움을 느낄 수도 있지만 암세포=암은 아니다.

암세포는 암의 예비군으로 이것이 암이 될 확률은 1~2억분의 1이다. 한 개의 암세포가 암으로 진단되는 약 10억 개의 암세포 덩어리(지름 0.5~1.0cm, 무게 약 1g)가 되기까지 평균 9년이 걸린다.

이처럼 암은 유전자의 이상으로 발생하는 병이지만 부모로부터 자식에게 유전되지 않는다. 유전되는 암도 일부 있기는 하지만 대부분은 생활습관 등이 원인이 되어 발생한다. 암은 혈관사고로 일어나는 심장 질환이나 뇌졸중과 마찬가지로 생활습관병인 것이다.

피토케미컬로 암도 예방한다

암세포가 몸에 손상을 주는 암으로 성장하려면 ① 개시(initiation) → ② 촉진(promotion) → ③ 진행(progration)과 같은 세 단계를 거쳐야 한다.

① 개시(initiation): '방아쇠'라는 의미이다. 유전자의 이상을 일으키는 물질에 의해 암세포의 싹이 생기는 과정으로 활성산소, 담배, 식품첨가물, 바이러스, 자외선, 방사선, 곰팡이 독소 등이 대표적 물질이다.

② 촉진(promotion): 이 단계에서는 암세포의 싹을 증식시키는 물질에 의해 암의 싹이 증가하기 시작한다.

③ 진행(progration): 이 단계에서는 유전자의 이상이 다

발적으로 발생하여 증식을 억제할 수 없는 암세포가 증가하기 시작해 암이 되는 과정이다. 여기서 중요한 역할을 하는 것이 앞에서 언급한 p53이란 유전자의 이상이다. 보통 p53에 문제가 생기면 암의 진행에 브레이크가 걸리지 않게 되어 본격적인 암세포의 등장을 허락하게 된다.

몸에는 암의 성장을 억제하는 기능, '면역' 구조가 있다. 그리고 그 중심이 되는 것이 혈액 속 백혈구(면역세포)이다. 우선 림프구의 일종인 NK세포가 개시 단계에서 암의 싹을 발견하여 공격한다. 이어 B세포와 T세포가 암세포에 맞는 맞춤 무기를 만들어 촉진 단계에서 암세포를 무력화시킨다.

이처럼 인간의 몸에는 면역기능이 있어 매일 5,000개나 되는 암의 싹이 생겨도 암이 발생할 확률을 1~2억분의 1까지 낮출 수 있다.

하지만 우리 인간은 40대 이후 노화와 스트레스 등의 영향으로 면역력이 저하되고 더불어 활성산소를 처치하는 항산화기능마저 약해져 암에 쉽게 노출된다.

그래서 피토케미컬 효능의 힘을 빌려야 하는 것이다. 피토케미컬은 면역력을 높이고 항산화력을 높여 암에 대한 저항력을 향상시킨다. 결과적으로 발암의 3단계를 저지하고 암을 예방할 수 있다.

필자가 추천하는 '피토케미컬 스프'에 함유된 양배추의 글루코시놀레이트(glucosinolate)는 발암 물질을 무력화하고 양파의 이소알린과 케르세틴, 당근과 호박의 베타 카로틴은 항산화력으로 산화력이 강한 히드록실라디칼도 무장해제를 시킨다. 나아가 당근의 알파 카로틴은 폐암이나 간암의 증식을 억제한다.

혈관을 지키는 피토케미컬이 암 예방에도 도움이 된다는 점을 명심하자.

CHAPTER 07

일상생활 속에서 젊음을 되찾으려면

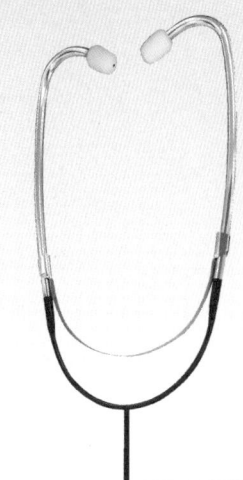

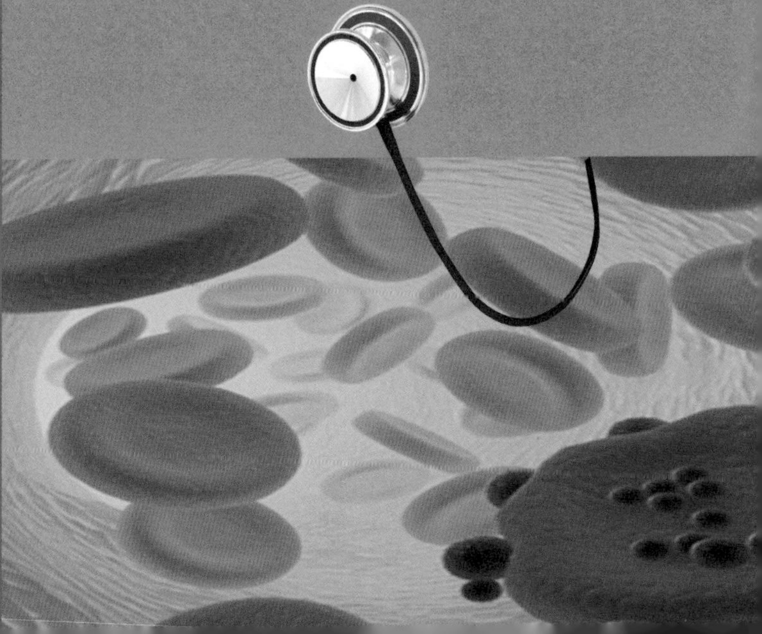

코사크 스쿼트로 간단하게 젊음을 되찾자!

운동이라고 하면 근력 트레이닝이나 달리기와 같은 고된 운동이 떠올라 거부반응을 보이는 사람이 있는데 혈관의 나이를 되돌리는 데는 혈류 개선에 도움이 되는 가벼운 운동이 필요하다. 가장 쉬운 것이 2장에서 간단하게 소개한 스쿼트 동작이다. 보통의 스쿼트보다 깊게 허리를 내리므로 필자는 러시아의 코사크 댄스에서 이름을 따와 '코사크 스쿼트(Cossack Squat)'라 부른다. 하는 방법은 다음의 표와 같다.

코사크 스쿼트는 하체를 강화하기 위해 하는 통상적인 스쿼트와 달리 좀 더 쉽게 할 수 있다. 이 스쿼트를 10회×3 세트 정도하면 혈류가 개선되고 혈관의 회복을 촉진하는 세포 EPC(30쪽 참고)가 증가해 손상된 혈관으로 모여들면서 혈관재생의 토대가 만들어진다.

이 스쿼트를 고안하게 된 계기는 환자와의 상담을 통해서였다.

운동이 부족한 환자에게 저자는 의사로서 운동을 권장한다. "하루 30분이라도 좋으니 걸으세요."라고 부탁하면 사람들 대부분은 "그렇게나 오래 걷지 못합니다. 선생님."하고 말한다. 일부러 운동을 하러 밖에 나가는 것은 성가실뿐더러 바쁜 생활 속에서 걷기 위한 시간을 내는 것 자체가 어렵기 마련이다. 걷지 않아도 동일한 운동효과를 얻을 수 있는 방법이 없을까? 이런 고민 끝에 떠오른 것이 코사크 스쿼트였다.

코사크 스쿼트는 넓적다리 앞쪽의 대퇴사두근, 엉덩이의 대둔근, 종아리의 하퇴삼두근을 역동적으로 사용한다. 특히 넓적다리와 엉덩이의 근육은 몸에서 가장 크고 강한 근육이다. 이곳을 자극하면 EPC를 만드는 골수의 기능이 활성화된다.

근육은 혈관을 신축시켜 혈류를 개선하는 펌프 기능을 하는데, 코사크 스쿼트로 움직이는 넓적다리와 엉덩이, 그리고 종아리의 근육은 펌프 기능도 최강이다. 온몸의 혈류가 개선되므로 EPC가 손상된 부위로 모여들어 효율적으로 혈관을 회복시키는 것이다.

10회×3세트면 5분 정도에 마칠 수 있을 것이다.

혈관 나이를 되돌리는 코사크 스쿼트

① 두 발을 모으고 바르게 선다.
② 두 팔은 어깨 높이에서 팔짱을 낀다.
③ 천천히 입으로 숨을 내뱉으면서 배근과 복근에 힘을 주고 쭈그려 앉아 엉덩이가 발복 위치에 오기까지 몸을 깊게 낮춘다. 등이 굽지 않도록 가슴을 편 채 실시한다. 쭈그려 앉을 때 무릎이 벌어지지 않도록 신경을 쓰자.
④ 코로 숨을 들이마시면서 가볍게 원래 자세로 되돌아간다.

'아시모 걸음'으로 혈관 나이를 되돌려라

나이를 되돌려 젊은 혈관을 만드는 것은 언제든지 어디서나 가볍게 할 수 있는 코사크 스쿼트와 같은 가벼운 운동이면 충분하다.

단, 좀 더 역동적으로 몸을 움직이고 싶은 사람에게는 유산소 운동을 추천한다.

효소의 작용으로 지방과 당질을 에너지로 변화시킬 수 있는 비교적 가벼운 운동을 유산소 운동(aerobic exercise)이라 한다. 이것은 숨이 차지 않을 정도의 페이스로 규칙적으로 반복하는 운동의 총칭이다. 워킹, 조깅, 러닝, 스포츠클럽에서 하는 에어로빅댄스, 자전거, 수영 등이다.

그러면 왜 유산소 운동을 하면 혈관이 젊어질까?

유산소 운동과 같이 가벼운 운동을 리드미컬하게 계속하면 온몸의 혈액순환이 개선된다. 혈액이 원활히 흐르게 되면 혈관의 안쪽에 있는 세포가 자극을 받는다. 그 자극이 신호가 되어 혈관의 회춘을 촉진하는 세포인 EPC가 활성화된다.

유산소 운동이라고 하면 에어로빅댄스를 떠올리는 사람이 많은데 어렵게 생각할 것 없이 우선 단순히 걷는 것으로 충분하다.

걷기라면 필자가 실천하고 있는 '아시모 걸음'을 추천한다. 일본의 혼다(本田)가 개발한 2족 직립보행 로봇 아시모(ASIMO)의 걷는 방식에서 힌트를 얻은 것이다.

무릎을 펴고 시원스럽게 걸으면 보기에는 좋아도 무릎과 허리에 부담을 주게 되어 오래 걸을 수는 없다.

본격적으로 혈관 나이를 되돌리려면 어느 정도 긴 시간 계속 걸을 필요가 있으므로 좀 더 몸에 부담이 적은 아시모 걸음이 가장 적합하다.

아시모의 걸음걸이는 매우 간단하다. 우선 무릎을 구부리고 허리를 낮춘다. 그리고 상체를 곧게 세운 채 팔꿈치를 구부리고 전후로 흔들면서 지면과 평행으로 이동한다. 마치 아시모가 된 듯한 자세로 걷는 것이다.

처음에는 걸음걸이가 이상하게 생각될 수 있지만 익숙해지면 부드럽고 빠르게 걸을 수 있게 된다. 그리고 무엇보다도 몸에 부담이 적어 속도를 올려도 쉽게 지치지 않고 장시간 걸을 수 있다는 점에 놀랄 것이다.

아시모의 걸음을 습관화하고 새삼 생각해 보니 17세기경 일본 에도(江戶)시대 53개 역의 풍경을 그린 「토카이도 53역참(東海道五十三次)」과 같은 풍속화 속 여행자들은 모두 아시모와 같은 걸음걸이를 하고 있다.

단순히 걷기만 해도 혈관은 건강해진다

건강을 위해서는 하루에 10,000보 이상을 걸어야 한다지만 일본인의 평균 보행수는 그보다 훨씬 낮은 수준에 머물고 있다.

일본인 성인의 보행수는 남성이 하루 7,100보, 여성은 6,200보 정도라 한다. 남녀 모두 걸음수에 큰 차이가 없지만 여성이 남성보다 조금 떨어지는 경향이 있다.

감소세의 보행수를 늘려 걸으면 혈관 나이를 젊게 되돌릴 수 있다. 왜냐하면 내피세포에서 혈관을 확장시키는 '일산화질소(NO)'가 많이 발생하기 때문이다. 운동을 하면 혈관 내부를 혈액이 부드럽게 흐르게 된다. 그러면 내피세포에 좋은 자극(전단응력(shear stress))을 주어 일산화질소 생산이 증가한다. 또한 운동을 하면 근육에서 '브라디키닌(bradykinin)'이란 효소가 분비된다. 이 효소도 혈관을 확장시키는 일산화질소의 분비를 촉진한다. 그리고 일산화질소의 작용으로 혈관이 확장되고 혈압이 내려간다.

이어 걷기는 종아리의 펌프 기능, 밀킹액션(milking action, 근육의 수축·이완운동으로 정맥혈을 심장으로 되돌리는 것)을 활발하게 만든다. 바르게 서 있는 상태에서는 혈액의 70% 정도는 심장보다 밑에 있다. 이때 도움이 되는 것이 종아리를 중심으로 한 다리의 근육이다. 근육이 신축할 때마다 아래에서 위로 버킷 릴레이(bucket relay)를 하는 요령으로 하반신에 머물러 있는 혈액을 심장으로 환류시키는 것이다.

걷기 운동을 하면 혈관의 노화를 진행시키는 유해한 내장지방이 가장 먼저 연소된다. 운동경험이 부족한 사람일수록 힘든 운동을 하지 않으면 지방이 연소되지 않을 것이라 생각하겠지만 사실 걷기와 같은 가벼운 운동일수록 지방이 쉽게 연소된다.

근육의 에너지원은 당질과 지방이다. 두 성분 모두 항상 동시에 쓰이지만 운동의 강도가 셀수록 당질의 사용률이 오르고, 낮을수록 지방의 사용률이 오른다. 가벼운 운동으로 지방을 태우고 혈관을 건강하게 만들자.

내려야 할 곳보다 한 정거장 먼저 내려 걷거나 조금 먼 마트까지 걸어가는 습관을 들이면 보행수가 증가되어 혈관나이가 젊어진다. 만보계를 차고 걸으면 '앞으로 1,000보만 더 걸으면 10,000보를 채울 수 있으니 조금만 더 분발하자.'라고 게임을 하는 느낌으로 보행수를 늘릴 수 있을 것이다. 만보계 기능이 있는 스마트폰과 앱도 있으니 활용해 보자.

걸을 때의 포인트는 가능한 한 번에 20~30분을 지속적으로 걷는 것이다. 속도는 1분에 80~100미터를 가는 것이 가장 좋다. 1분에 100미터면 30분에 3km를 걷게 된다. 5분씩 6번 걷는 것보다 30분간 계속 걷는 것이 젊은 혈관을 만드는 데는 효과적이다.

평소 생활 속에서 지방을 줄여라

걷기 운동을 하지 못한 날은 일상생활 속에서 많이 움직이도록 하자. 운동이라고 하면 '자, 해볼까!' 하고 마음을 다잡고 운동복으로 갈아입어야 할 것 같지만 하는 방법에 따라 일상생활도 운동이 된다.

안정 상태에 있을 때보다 조금이라도 열량을 소비하는 활동을 '신체활동'이라 한다. 신체활동에는 출퇴근과 집안일 등의 '생활활동'과 '운동'이 있는데 신체활동의 대부분을 차지하는 것이 생활활동이다. 생활활동의 시간을 늘리면 열량을 소비할 수 있으며 이때 혈관의 숙적인 내장지방이 주로 소모된다.

생활활동으로 어느 정도의 열량이 소비되는지 쉽게 조사할 수 있는 것이 '메츠(METs)'이다. 메츠는 안정 상태를 1로 하여 운동의 강도를 나타내는 단위이다. 메츠를 사용하면 '한 시간당 소비 열량(kcal) = 몸무게(kg) × METs × 1.05'라는 공식으로 운동의 소비 열량을 계산할 수 있다.

이 공식으로 주요 생활활동의 소비 열량을 계산해 보자.

예컨대 식후 설거지는 2.5메츠이다. 다시 말해 안정 시의 2.5배나 열량을 소비하는 훌륭한 운동이다.

몸무게 70kg인 사람이 설거지를 하면 한 시간당 소비 열량이 70×2.5×1.05≒184kcal이다. 15분 청소하면 소비 열량은 46kcal가 된다.

그 외에 주요 생활활동의 메츠와 소비 열량을 표로 제시하였으니 참고하도록 하자.

덧붙이자면, 출퇴근할 때의 걷기는 4메츠이고 운동으로 하는 걷기(시속 5.6~6.4km)는 4.8메츠이다. 한 시간당 소비 열량은 각각 294kcal, 353kcal에 상당한다. 우리가 먹는 밥공기 하나만큼의 칼로리에 필적한다.

주요 생활활동의 메츠와 소비 열량(몸무게 70kg/1시간당)

종류	메츠	소비 열량(kcal)
쓰레질	3.3	242
화장실 청소	3.5	257
집주변 청소	4.0	294
조리	3.3	242
설거지	2.5	184
정원 가꾸기	3.8	279
빨래 널기	2.0	147
다리미질	1.8	132

운동하는 습관을 길러 건강수명을 연장하라

운동습관을 들이면 혈관이 젊어질 뿐 아니라 미래의 건강수명이 길어진다.

지금까지의 평균수명에서 최근에는 건강수명이란 사고방식이 주목을 받고 있다. 건강수명이란 일상생활에 제한 없이 자립된 생활을 할 수 있는 수명이다.

아무리 수명이 길어져도 간병의 손길이 필요하거나 누워서 생활하는 시간만 길어지는 것이라면 삶의 질(Quality of Life: QOL)이 저하될 수밖에 없다. 그래서 조명을 받는 것이 건강수명의 연장이다. 2010년 단계에서 평균수명과 건강수명의 차이가 남성은 약 9년, 여성은 약 13년이었다. 평균수명과 건강수명의 차이는 일상생활에 제한이 있는 건강하지 못한 기간이다.

건강수명을 연장해 평균수명과의 차이를 메우는 데 필요한 것이 '운동기증후군(locomotive syndrome)'의 예방이다.

운동기증후군이란 뼈, 근육, 관절, 신경 등 몸을 움직이는 운동기관의 쇠약으로 가까운 장래에 간병이 필요할 확률이 높거나 이미 돌봄의 손길이 필요한 상태를 가리킨다. 한 발로 서서 신발을 신지 못하거나 계단에서 자신도 모르게 난간을 잡는 등의 자각증상이 있다면 운동기증후군일 우려가 있다.

운동기증후군은 고령자가 되면 나타나는 당연한 증상이라는 오해도 있는 듯하다. 하지만 후생노동성의 조사에 따르면 40대 이후의 남녀 다섯 명 중 네 명이 운동기증후군이거나 그 예비군에 속한다는 놀라운 결과가 나왔다. 한창 왕성하게 사회활동을 하는 세대에게 운동기증후군은 다른 사람의 이야기가 아니라 바로 자신에게 닥친 위기일 수 있다.

운동기증후군을 예방하고 건강수명을 연장하는 데 중요한 것이 이 장에서 소개하는 걷기와 간단한 근력 트레이닝이다. 예로부터 '노화는 하체부터'라는 말이 있듯 뼈, 근육, 관절과 같은 운동기의 쇠약 증상은 하체부터 시작된다. 하체를 사용해 자극을 주는 생활을 명심한다면 운동기 쇠약에 따른 운동기증후군을 예방할 수 있으며 건강수명도 연장할 수 있다.

운동기증후군의 예방에 있어 포인트는 골다공증의 예방이다. 골다공증이란 뼈가 푸석푸석해져 쉽게 부러지는 상태를 말한다. 폐경 후의 여성에게 특히 많이 나타나는 증상으로, 아주 작은 물건에도 발이 걸려 넘어져 뼈가 부러지고 병상생활을 하는 고령자가 적지 않다.

골다공증을 예방하려면 칼슘의 섭취가 필수라고 하는데 단순히 칼슘만 섭취하고 운동에 의한 자극이 없으면 뼈는 강해지지 않는다. 나아가 뼈의 기본구조를 만드는 것은 콜라겐이다. 콜라겐은 단백질의 일종으로 그 합성을 위해 단백질과 비타민C의 섭취를 잊지 않도록 하자. 칼슘은 채소로 섭취하는 것이 중요하다.

과격한 운동은 오히려 마이너스

운동습관을 들이려면 가볍게 땀을 흘리는 정도의 걷기나 조깅, 자신의 몸무게를 실어서 하는 간단한 근력 트레이닝이나 스트레칭 정도면 충분하다. 그 이상의 과격한 운동을 하면 혈관에 부담을 주는 경우가 생기기 때문이다.

호흡이 거칠어지는 과격한 운동을 하면 혈관의 노화를 진행시키는 '활성산소'가 발생한다.

활성산소는 일상생활이나 혹은 가벼운 운동을 해도 발생한다. 우리 몸에는 이 악동을 물리칠 구조가 갖추어져 있지만, 과격한 운동으로 활성산소가 대량 발생하면 미처 다 처리하지 못하는 상황이 생긴다.

과격한 운동은 심장에도 부담을 준다. 현재의 달리기 붐을 일으키는 데 공헌한 한 사람으로, '조깅 전도사'라 불린 짐 픽스는 하루 일과였던 조깅을 하던 중 심근경색으로 사망했다. 아직 52세의 젊은 나이였다.

마라톤 대회에서의 돌연사도 많이 보고되고 있다.

참가경쟁률이 10대 1이라는 도쿄 마라톤에서도 매년 심폐정지 상태로 쓰러지는 사람이 속출하고 있다. 2009년에는 일본의 연예인 마츠무라 쿠니히로(松村邦洋)가 급성심근경색으로 쓰러져 심폐정지 상태에 빠졌다가 만일에 대비해 함께 달리던 구급대의 심폐소생술을 받고 목숨을 구했다. 2013년에도 30세의 남성이 심폐정지로 쓰러졌지만 대회 참가자와 관객의 응급처치로 구사일생했다고 한다.

과격한 근력 트레이닝도 혈관과 심장에는 마이너스다. 한순간에 혈압을 상승시켜 혈관과 심장의 부담을 증가시키기 때문이다.

무거운 물건을 들어 올릴 때면 무의식적으로 숨을 참는다. 이것은 복압을 올리기 위해서인데 숨을 멈추고 큰 힘을 내면 혈압이 오르므로 주의해야 한다. 근력 트레이닝을 하려면 호흡이 멈추지 않도록 의식적으로 노력할 필요가 있다.

한편, 지금까지 운동을 하지 않았던 40대 이후의 세대가 마음을 다잡고 근력 트레이닝에 도전하면 관절에 손상을 입을 우려가 있다.

근육은 아무리 나이를 먹어도 계속 성장하지만 관절과 그 내부에 있는 연골 등의 조직은 노화와 함께 약해진다. 게다가 관절의 조직은 신진대사가 활발하지 않으므로 한번 상처를 입으면 회복하기까지 많은 시간이 걸린다.

그래도 스포츠센터 등에서 근력 트레이닝을 하고 싶다면 개인 트레이너에게 적절한 메뉴와 올바른 자세를 지도받으며 운동하도록 하자.

가정에서 할 수 있는 간단한 체조

마지막으로, 필자가 매일 실천하고 있는 체조를 소개하도록 하겠다. 이들 체조는 혈류를 개선하여 혈관의 나이를 젊게 되돌리고 하체를 단련하여 늙지 않는 몸을 만드는 것이 목적이다.

스트레칭과 근력 트레이닝을 조합시킨 오리지널 체조로 이 정도의 운동이라면 활성산소가 증가할 걱정도 없다. 도중에 호흡을 멈추지 않도록 주의하면서 실시하자.

1~9까지 순서대로 하는 것이 이상적이지만 시간이 없을 때는 좋아하는 체조를 선별하여 실시해도 괜찮다. 횟수는 단순한 기준이므로 자신에게 무리가 가지 않는 범위에서 도전해 보자.

1. 코사크 스쿼트

① 양다리를 가지런히 모으고 똑바로 서서 양팔은 어깨

높이에서 팔짱을 낀다.

② 코로 숨을 들이마시며 허리 위 배근에 힘을 주어 등을 쭉 펴고 입으로 숨을 내뱉으면서 복근에 힘을 주며 쭈그려 앉는다. 엉덩이가 발목 위에 오기까지 몸을 깊게 낮춘다. 등이 굽지 않도록 가슴을 쭉 편 채 실시한다. 쭈그려 앉을 때는 무릎이 벌어지지 않도록 신경을 쓰자.

③ 코로 숨을 들이마시면서 가볍게 원래 자세로 되돌아간다.

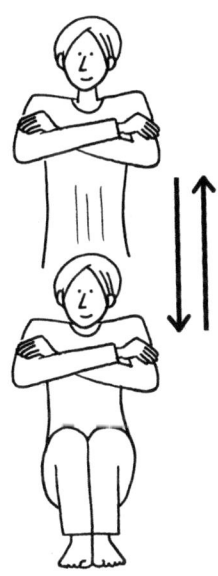

2. 버터플라이 10회

① 폼롤러*에 머리부터 엉덩이까지 밀착시키고 천정을 보고 바로 눕는다.
② 양 무릎을 어깨 너비로 벌리고 균형을 잡는다.
③ 양팔의 팔꿈치를 구부려 가슴 앞에서 모으고 코로 숨을 내쉬면서 팔꿈치를 벌리며 가슴을 편다. 이때 등의 견갑골을 모은다.
④ 입으로 숨을 내뱉으면서 원래대로 돌아간다. 이것을 10회 반복한다.

* 폼롤러는 조금 단단한 스펀지로 만든 원통형 운동도구이다. 그 위에 누우면 고양이 등처럼 굽어 있는 등을 펴지게 할 수 있다. 집에 없는 경우에는 목욕 수건을 둥글게 말아 시도해 보자.

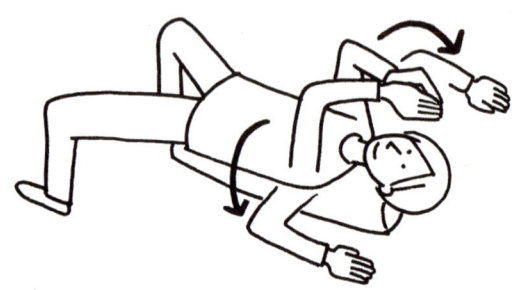

3. 온몸 이완 스트레칭 좌우 각각 10회 호흡

① 폼롤러에 머리부터 엉덩이까지 붙이고 천정을 보며 바로 눕는다.
② 양 다리를 어깨 너비로 벌린 상태에서 오른쪽 무릎을 구부리고 왼쪽 무릎은 쫙 편다.
③ 왼쪽 다리와 왼쪽 손바닥을 왼쪽 바닥에 대고 오른쪽 팔은 대각선으로 뻗는다. 오른손의 등은 바닥에 붙인다.
④ 고관절이 이완되는 것을 느끼면서 천천히 코로 숨을 들이마시고 입으로 숨을 내뱉는다. 이 호흡을 10회하는 동안 자세를 유지한다. 숨을 내뱉을 때 온몸의 힘을 뺀다.

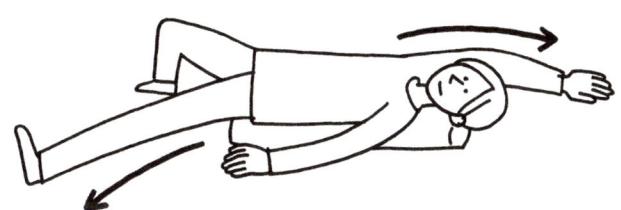

4. 허리와 등 스트레칭 좌우 각각 10회 호흡

① 바닥에 누워 오른쪽 무릎을 구부려 양손으로 안고 나서 왼쪽 다리만 뻗는다.
② 구부린 오른쪽 무릎을 왼손으로 잡아당기듯이 하여 왼쪽 바닥에 댄다.
③ 골반은 왼쪽으로 비틀고 얼굴은 오른쪽을 향한다. 이때 오른팔은 옆으로 쭉 뻗어 손바닥을 바닥에 댄다.
④ 허리와 등이 이완되는 것을 느끼며 10회 호흡하는 동안 자세를 유지한다.
⑤ 좌우를 바꾸어 동일하게 실시한다.

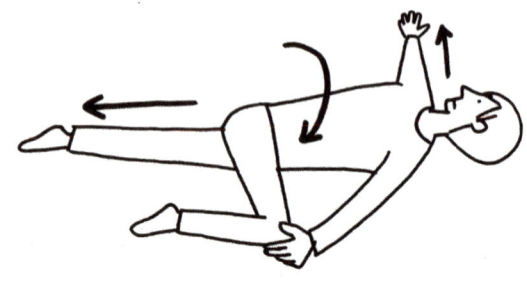

5. 다리 만세 스트레칭 20회

① 바닥에 누워 양팔을 바닥에 여덟 팔(八) 자 모양으로 벌리고 상체를 고정시킨 채 양다리를 가지런히 모으고 발끝이 천정을 가릴 때까지 들어 올린다.

② 입으로 숨을 내뱉으면서 배꼽 아래 복근을 수축시켜 양다리를 천정을 향해 들어 올리면 자연스럽게 엉덩이가 바닥에서 떨어진다. 코로 숨을 들이마시며 원래대로 돌아온다. 다리를 올리면 하반신의 혈액을 심장으로 되돌리기 쉽다.

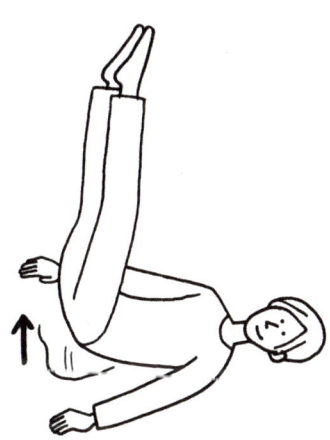

6. 원 그리기 체조 시계방향, 반시계방향으로 각각 10회

① 양팔을 바닥에 여덟 팔 자 모양으로 벌리고 상체를 고정시킨 채 양다리를 천정을 향해 곧바로 들어 올린다.
② 입으로 숨을 내뱉으면서 양다리를 모으고 발끝으로 원을 그리듯이 시계방향으로 돌린다.
③ 한 번 코로 숨을 들이마시고 입으로 내뱉으면서 반시계방향으로도 돌린다. 이 체조도 하반신의 피를 심장으로 되돌리는 효과가 있다.

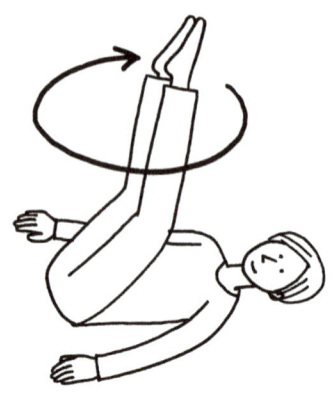

7. V자 균형 5회

① 바닥에 누워 바닥에 양다리를 곧게 뻗고 양팔을 올려 바닥 위에서 만세 자세를 취하고 코로 숨을 들이마신다.

② 복근을 이용해 양팔을 쭉 뻗으면서 손가락이 발가락 끝에 닿을 듯한 느낌으로 입으로 숨을 내쉬면서 양발을 동시에 바닥에서 들어 올려 몸 전체로 V자를 만들고 5초 정도 유지한다.

③ 5초 정도 유지한 다음 상체와 양 다리를 바닥에 대고 만세 자세로 돌아간다. 온몸의 혈행이 개선되므로 혈관이 젊어지는 데 특히 효과적인 운동이다.

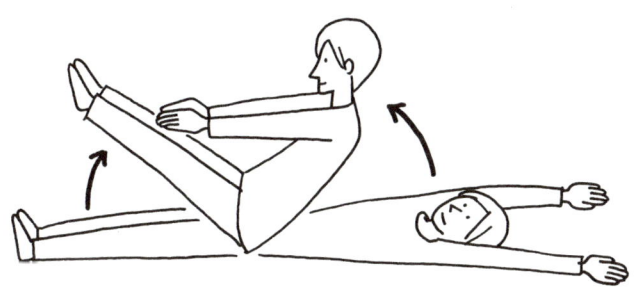

8. 달마체조 10회

① 바닥에 앉는다.

② 양발의 뒤꿈치를 모으면서 양 무릎을 벌리고 양손으로는 두 다리의 발목을 밑에서 잡는다.

③ 코로 숨을 들이마시면서 힘을 주어 상체를 뒤로 쓰러뜨리고 그대로 입으로 숨을 내뱉으면서 원래대로 돌아온다. 상체가 곧게 서면 그 상태에서 정지한다.

④ 동작이 익숙해지면 머리가 바닥에 닿기 직전에 원래 자세로 되돌아온다.

⑤ 마찬가지로 ④의 동작에 익숙해지면 다리도 바닥에 닿기 직전에 딱 멈추도록 한다.

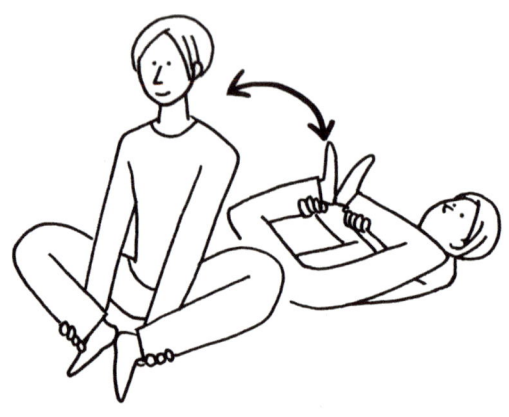

9. 상체 트위스트 3회 호흡

① 바닥에 책상다리를 하고 앉아 양 무릎을 구부려 옆으로 벌린다.
② 뒤를 향하며 입으로 숨을 내쉬면서 상체를 왼쪽으로 비틀고 왼쪽 손을 바닥에 붙인다.
③ 코로 숨을 들이마시면서 상체가 정면을 향하게 한다. 이것을 3회 반복하면서 조금씩 손을 멀리 뻗도록 하자. 몸 측면의 혈류가 개선된다.
④ 좌우를 바꾸어 동일하게 실시한다.

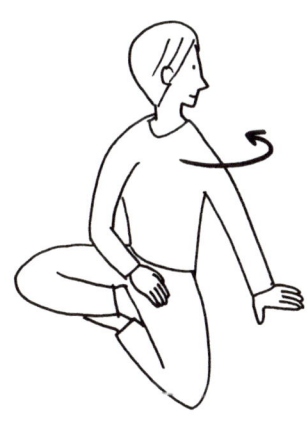

건강의학 솔루션 ③

혈관이 수명을 결정짓는다

초판 1쇄 발행 | 2015년 10월 25일
초판 4쇄 발행 | 2019년 6월 10일

지은이 | 다카하시 히로시(髙橋 弘)
옮긴이 | 이진원
발행인 | 강희일 · 박은자
발행처 | 다산출판사
디자인 | 민하디지털아트 (02)3274-1333

주소 | 서울시 마포구 대흥로 6길 8 다산빌딩 402호
전화 | (02)717-3661
팩스 | (02)716-9945
이메일 | dasanpub@hanmail.net
홈페이지 | www.dasanbooks.co.kr
등록일 | 1979년 6월 5일
등록번호 | 제3-86호(윤)

이 책의 판권은 다산출판사에 있습니다.
잘못된 책은 구입하신 서점에서 바꾸어 드립니다.

ISBN 978-89-7110-494-1 04510
ISBN 978-89-7110-455-2(세트)
정가 9,000원

다산출판사 신간안내

건강의학 솔루션 ❶
잘못 알려진 건강 상식
오카모토 유타카(岡本裕) 저 / 노경아 역 / 236면 / 정가 10,000원

『병의 90%는 스스로 고칠 수 있다』의 저자가 식생활, 영양, 의료, 질병에 관한 각종 '상식'을 철저히 파헤친다. 당신의 건강에 확실한 도움이 될 책!

건강의학 솔루션 ❷
치매정복 -치매로부터 벗어날 수 있는 77가지 습관-
와다 히데키(和田 秀樹) 저 / 오시연 역 / 192면 / 정가 9,000원

계산력이나 기억력이 아니다! 치매에 걸리지 않는 뇌를 만들 때 정말 중요한 것은? 노년정신의학 전문가이자 국제의료복지대학 교수인 와다 히데키가 말하는 '뇌 안티에이징'

건강의학 솔루션 ❸
혈관이 수명을 결정짓는다
다카하시 히로시(高橋 弘) 저 / 이진원 역 / 200면 / 정가 9,000원

하버드대학 의학부 전 부교수이자 의학박사인 다카하시 히로시가 매일 간단한 식사법과 생활습관을 실천하여 2개월 만에 혈관나이를 젊게 되돌릴 수 있는 방법을 정리해 놓았다.

오른손에 논어, 왼손에 한비자 -현대를 균형 있게 살아가기 위한 방법-
모리야 히로시(守屋洋) 저(중국문학자) / 김진연 역 / 276면 / 정가 10,000원

'인간을 믿으며 살아가자'는 『논어』와 '인간을 움직이는 것은 오로지 이익뿐'이라는 『한비자』. 지금까지 우리 사회는 『논어』가 주장하는 '성선설'을 기반으로 운영되어 왔다. 한편 『한비자』가 주장하는 '성악설'에는 그다지 익숙하지 않아 그 엄격함으로부터 눈을 돌리는 사람도 있을지 모른다. 하지만 저자는 지금과 같이 격변하는 사회 속에서 "우리도 한비자 방식을 도입해야 한다."는 파격적인 발언을 한다. 이 대조적인 두 권의 중국고전으로부터 실천적인 삶의 방식을 배워보자.

1%의 원리
탐 오닐(Tom O'Neil) 저 / 김효원 역 / 216면 / 정가 9,000원

이 책에서 제시된 굉장히 실용적인 활동 과제와 실제 사례, 그리고 특별히 설계된 30일 과정은 당신이 1%의 원리를 일상생활에 적용하면서 삶을 온전하게 누릴 수 있도록 도와줄 것이다. 매일 1%씩 작은 변화를 만들어 가면서 당신은 더욱 위대하고 영속적인 성공을 이루게 될 것이다.

현장론 – '비범한 현장'을 만들기 위한 이론과 실천–
엔도 이사오(遠藤 功) 저(와세다대학 경영대학원 교수) / 정문주 역 / 280면 / 정가 15,000원

'평범한 현장'과 '비범한 현장'의 차이를 밝힌다. 현장의 능력 격차는 지극히 크다. 탁월한 현장력으로 갈고 닦아 경쟁력의 주축으로 삼는 '비범한 현장'의 수는 결코 많지 않다. 대부분의 현장은 되는 일도 없고, 안 되는 일도 없는 수준의 '평범한 현장'이다. 개중에는 기업을 파탄으로 몰고 가는 '평범 이하의 현장'도 있다. 필자의 문제의식은 여기에 있다. 어째서 현장의 능력 격차는 이토록 큰가? 어떻게 하면 '평범한 현장'을 '비범한 현장'으로 전환할 수 있을까? 그것이 바로 이 책의 주제다.

부자동네보고서 –부르주아 동네에서 펼쳐진 생드니 학생들의 연구–
니콜라 주냉(Nicolas Jounin) 저(전, 파리 생드니대학 교수) / 김보희 역 / 276면 / 정가 15,000원

이 책은 지배계층의 사회를 연구하며 펼쳐진 크고 작은 전투들을 신선하고 유쾌한 방식으로 풀어내고 있다. '상위'에 있는 자들이 '하위'에 있는 자들을 관찰하고 조사하던 익숙한 연구의 방향을 뒤집어보는 것, 이것이야말로 이 책이 던지고 있는 핵심적인 관점이다.

리더십의 철학 –열두 명의 경영자에게 배우는 리더 육성법–
이치조 가즈오(一條和生) 저 / 노경아 역 / 252면 / 정가 13,000원

리더의 발자취를 각자의 리더십 철학이 확립되어 가는 여정으로 간주하고, 그것을 이야기로 엮은 것이 이 책이다. 등장하는 리더는 열두 명. 각자의 여정은 무척이나 각양각색이다. 그러나 그 중 어떤 리더의 여정도 계획대로 순조롭게 진행되지 않았다. 정도의 차이는 있지만 누구나 성공과 실패의 시기를 모두 겪었다. 그래도 모든 리더십 스토리가 긍정적으로 끝나는 것은 그들이 아무리 힘들어도 희망을 잃지 않고 역경을 극복하며 여정을 지속했기 때문이다. 많은 독자들도 이 감동을 함께 느끼고 자신만의 리더십 여정을 시작하기를 진심으로 바란다.